中华传统医药简明读本

# 神奇的中医拔罐

白增华　于本性　王轶蓉　著

广西科学技术出版社

**图书在版编目（CIP）数据**

神奇的中医拔罐/白增华，于本性，王轶蓉著. —南宁：广西科学技术出版社，2018.7（2019，第4次印刷）

ISBN 978-7-5551-0901-3

I. ①神… II. ①白… ②于… ③王… III. ①拔罐疗法—基本知识 IV. ①R244.3

中国版本图书馆CIP数据核字（2017）第285533号

SHENQI DE ZHONGYI BA GUAN
**神奇的中医拔罐**

白增华 于本性 王轶蓉 著

| | | | |
|---|---|---|---|
| 责任编辑：赖铭洪 | | 助理编辑：何 芯 | |
| 封面设计：古涧文化 | | 责任印制：韦文印 | |
| 责任校对：黎 桦 | | | |

| | | |
|---|---|---|
| 出 版 人：卢培钊 | 出版发行：广西科学技术出版社 | |
| 社 址：广西南宁市东葛路66号 | 邮政编码：530023 | |
| 网 址：http://www.gxkjs.com | 在线阅读：http://www.gxkjs.com | |

| | | |
|---|---|---|
| 经 销：全国各地新华书店 | | |
| 印 刷：广西民族印刷包装集团有限公司 | | |
| 地 址：南宁市高新区高新三路1号 | 邮政编码：530007 | |
| 开 本：890mm×1240mm 1/32 | | |
| 字 数：115千字 | 印 张：4 | |
| 版 次：2018年7月第1版 | | |
| 印 次：2019年10月第4次印刷 | | |
| 书 号：ISBN 978-7-5551-0901-3 | | |
| 定 价：28.00元 | | |

# 前　言

拔罐法是人类古老的治疗方法之一，并非是中医独有的医疗实践技术。

在古埃及、古罗马、古希腊、古波斯，当然也包括古代的中国，拔罐法都是医学发展实践中的重要组成部分。拔罐的效果与拔罐能够产生吸拔作用相关，以上各个古国都有用拔罐法吸拔血液或治疗痈肿的文献记载。例如，古希腊医学典籍中有大量拔罐方法的记载，这些医学经验也在壁画、油画等作品中，通过对拔罐器的描绘和刻画反映出来。

在我国的古代医籍中，拔罐法主要遵循中医的经络腧穴和辨证论治等理论，针对不同疾病施治。通过不断地医疗实践，中医拔罐最终形成了独特的发展轨迹。

在长沙马王堆汉墓出土的帛书《五十二病方》中，我们已经发现了关于拔罐法治病的最早记载。汉代的拔罐器具多用加工过的兽角，因此，拔罐法当时被称为角法。到了东晋，著名医学家葛洪在其撰写的《肘后备急方》中，提到了角法治疗疮疡的操作方法。唐代王焘撰写的《外台秘要》中，有了竹筒火罐法治病的记载。在宋、金、元时期，竹罐应用更加广泛，因此角法又逐渐被吸筒法代替，并成为中医外科拔毒、活血的重要方法。到了明清时期，陶土罐得到发展，代替了容易干裂漏气的竹罐，开始出现了"火罐"的名称，并沿用至今。中医拔罐疗法的作用也从放血排脓、消肿止痛，发展到扶正祛邪、疏通经络、调整阴阳等方面，在内科、外科、妇科、儿科、皮肤科、五官科等医学分科的治疗中被广泛应用。

现代的拔罐法被认为是体表医学或替代医学的重要部分，在拔罐操作方法、拔罐器具形态上都得到了发展。在吸拔的方法上也有着多样的变化：有利用火力排去空气的火罐法，包括闪火法、投火法等；有利用煮水排去空气的方法；还有抽去空气的抽气罐法。按照吸拔的刺激量不同，又可以细分为单罐、排罐、闪罐、走罐。拔罐也发展出了与其他刺激手段相结合的应用方法，如用草药煎煮竹罐或在罐内预先贮盛药液等。

此外，综合治疗是拔罐疗法近年来临床应用的一个重要方向，即拔罐与其他一种或几种穴位刺激疗法（有时也可包括中西药物）结合治疗，以增强罐法防治疾病的作用。

关于拔罐法的起效机制，有研究者发现，拔罐所产生的局部吸力，可造成所吸拔部位的浅层组织发生被动性充血，这有助于改善肌体组织间的营养状况，调整血液循环，促进新陈代谢。同时，拔罐产生的局部刺激还可通过外周神经系统反射到大脑皮层，使其兴奋性增强，从而有助于病症的康复。

同时，拔罐疗法可产生一定的自溶血治疗作用。由于罐内形成负压，可使局部毛细血管破裂，皮下出血，随即产生一种组胺类物质，随体液进入体循环，调整全身功能，增强肌体的抵抗能力。

本书为中医爱好者系统介绍了有关拔罐的基础知识，包括常用工具、操作方法和注意事项等。重点介绍了拔罐缓解常见病的治疗方法，并介绍了现代病的治疗和养生罐法，希望为大家的居家医疗保健提供帮助。

# 目　录

## Chapter *1*　认识拔罐疗法

# Chapter 2 拔罐治疗常见病

*Chapter 3* 养生穴与养生罐法

# *Chapter 1* 认识拔罐疗法

拔罐疗法的器具和操作手法种类繁多，怎样选择最适合自己的罐具和方法呢？本章将给大家详细介绍相关知识。

## 疏通经络

如同网络一样的人体经络纵横交错，遍布全身，内联脏腑，外络体表。经络运行气血，输布、濡养、联络、调节人体的五脏六腑、五官九窍，使之维持正常的生理功能和肌体的协调平衡。

拔罐可以对某些相应的穴位和经筋产生负压作用，进而对经络产生良性刺激，使病患处的经筋得到按摩和纠正。拔罐不仅能激发经络之气，缓解身体疼痛，还能通过"徐徐见功"的方式不断地调节脏腑的功能。总而言之，拔罐的独特疗效，必将在肌体调节过程中发挥特殊效应，帮助肌体重新获得生理平衡。

## 行气活血

拔罐可以在体表起到行气活血的临床效果。充足、通畅的气血濡养，可以使人体的四肢百骸正常工作，发挥各自的生理功能。拔罐疗法的机械刺激，即通过排气造成罐内出现负压，罐缘得以紧紧附着于皮肤表面，可以缓和地牵拉和刺激神经、肌肉、血管以及皮下的腺体，引起一系列神经内分泌反应，调节血管舒缩功能和血管的通透性，从而改善局部血液循环。如因某种原因导致气血运行不畅，则在相应的穴位或部位上拔罐，通过拔罐的负压作用，使之充血或出血，从而疏通瘀滞，补益不足，使气血通行流畅。

## 扶正祛邪

拔罐可以激发肌体的正气。首先，拔罐的负压作用使局部迅速充血、淤血，毛细血管破裂，红细胞被破坏，发生溶血现象。红细胞中血红蛋白的释放对肌体是一种良性刺激，它可通过神经系统对组织器官的功能进行双向调节，同时促进白细胞的吞噬作用，提高皮肤对外界变化的敏感性及耐受力，从而增强肌体的免疫力。其次，负压产生的强大吸拔力可使毛孔充分张开，汗腺和皮脂腺受到刺激而功能加强，皮肤表层衰老细胞脱落，从而使体内的毒素、废物得以加速排出。凡肌体内外的湿热、邪毒、痛肿，都可通过拔罐使相应部位充血或出血，排出毒素，调补正气，最终达到清湿热、解邪毒、消疗肿的效果。

此外，拔罐的局部温热作用不仅使血管扩张、血流量增加，而且可增强血管壁的通透性和白细胞的吞噬能力。拔罐处血管紧张度及黏膜渗透性的改变、淋巴循环的加速、白细胞吞噬作用的加强，对治疗感染性病灶无疑形成了一个抗生物性的良好环境。另外，溶血现象的慢性刺激也会对人体起到一定的保健作用。

# 02 / 多样的罐具

拔罐所用的罐具虽然多样，但是工作原理都是建立在罐内形成负压这个基础上的。也就是说，如果没有特殊要求，罐具在使用中是可以相互替代的。但是在临床上，通常会根据患者的要求和感受、操作者的习惯和经验有不同选择。

下面将介绍部分常用吸拔罐具，这些罐具都可以在医疗市场和网上商城买到。

## 竹罐

竹罐是用坚韧成熟的青竹制成，形如腰鼓状。竹罐的制作取材容易，制作简便，耐高温，不易破碎，适用于全身各处。但竹罐易燥裂、漏气，吸拔力不大且不透明，难以观察吸拔部位的皮肤状态，不宜用作刺血拔罐。如果需要采用水罐法，建议操作者选择罐口小的竹罐，这样吸拔效果更好，一般选用罐口相当于一元硬币大小的竹罐就可以了。

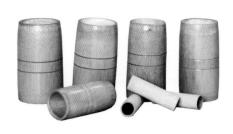

竹罐

## 陶瓷罐

陶瓷罐亦名陶罐，用陶土烧制而成，形如缸状。陶罐吸拔力强，耐高温，适用于全身各处。但陶罐的罐体较重，容易破碎，使用者需要具备一定的操作经验，能够掌控吸拔力度，判断患者可接受的治疗时间，尽量减少皮肤起水疱或烫伤的可能性。目前市场上能买到的陶罐大小不一，款式多样，选择的时候要依据患者的体质和接受能力进行调整。

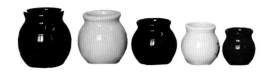

陶瓷罐

## 玻璃罐

玻璃罐是用耐热、质硬的透明玻璃制成，形如球状，罐身透明，便于观察吸拔部位的皮肤状态。玻璃罐吸附力大，易于清洗消毒，适用于全身各处，可施多种罐法，是目前最常用的罐具。但玻璃传热较快，容易破碎，在使用前要

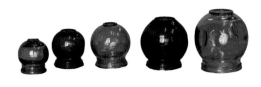

玻璃罐

认真检查罐口有无破损。当然，无论是哪种材质的罐具，在操作前都要仔细检查是否破损，防止不必要的伤害。

# 排气罐

挤压排气橡胶罐：以高弹性塑料制成。此种罐轻便，不易破裂，便于携带。但这种罐不能加热，不能高温消毒，容易老化，仅适合拔固定罐，不宜使用其他拔法。

挤压排气组合罐：主体为一喇叭形透明玻璃筒，在它的细头端套有一橡皮球。这种罐操作方便，但负压维持时间较短，仅用于留罐。

抽气排气罐：拔罐器以硬质塑料制成，罐体透明，底端阀门可排气，使用时可随时调节罐内压力。

旋转式排气罐：拔罐器以硬质塑料制成，罐体透明，罐底有可旋转形成负压的关节，使用时可随时调节罐内压力。目前，在所有家用排气罐中，旋转式排气罐是最受欢迎的。

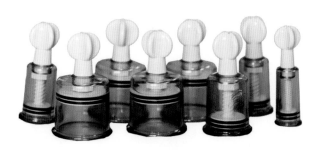

旋转式排气罐

# 吸拔的部位

　　拔罐一般选择肌肉、皮下组织丰满及毛发较少的部位。可选择以下体位进行相应部位的拔罐。

## 卧位

　　卧位是能让人感到舒适自然、全身放松、不易疲劳的体位，这个体位一般人都可以保持很久，是拔罐疗法最常使用的体位。对初次拔罐、精神紧张、体弱、病重的人，以及儿童和需要走罐或大面积拔罐者尤为适宜。

　　俯卧位：适用于在身体背面的经络、部位拔罐。

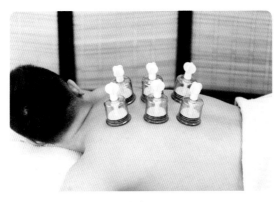

俯卧位

仰卧位：适用于在身体正面的经络、部位拔罐。

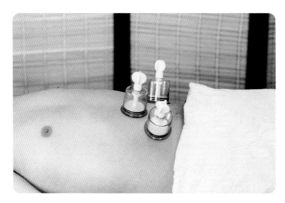

仰卧位

# 坐位

仰靠坐位：适用于在前额、颜面、颈前、上胸部、肩部，以及上下肢前面和侧面的经络、腧穴等部位拔罐。

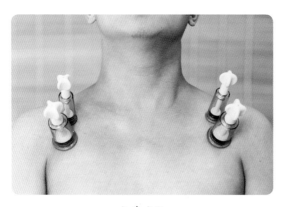

仰靠坐位

俯伏坐位：适用于在头顶、头后、项背、肩部拔罐。

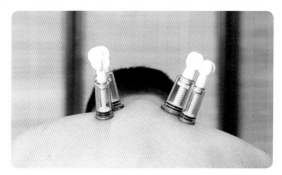

俯伏坐位

侧伏坐位：适用于在侧头部、面颊、颈侧、耳部拔罐。

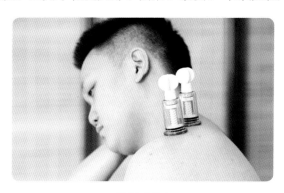

侧伏坐位1

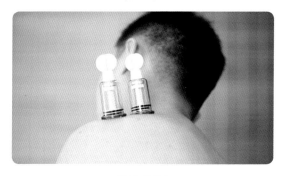

侧伏坐位2

罐具有很多种，拔罐的方法也是多种多样的。在操作前，做好器具准备工作，对顺利进行拔罐治疗很重要。

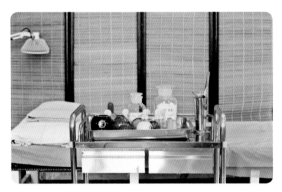

*拔罐前器具准备*

## 燃料

酒精是拔罐过程中经常要用的燃料。拔罐时，一般要选用浓度为75%~95%的酒精。如果身边没有酒精，可用度数稍高的白酒代替。

## 消毒用品

拔罐前要准备一些消毒用品，比如棉签或脱脂酒精棉球，对器具和拔罐部位进行消毒。这些消毒用品在拔罐时还可用于燃火、排气。

## 润滑剂

常用的润滑剂有凡士林、植物油、液状石蜡等。还有一些具有药用疗效的润滑剂，如红花油、松节油、刮痧油、按摩乳等。这些润滑剂有活血止痛、消毒杀菌的功效。

## 针具

在拔罐治疗过程中，有时会用到针罐、刺血罐，所以操作者还要准备三棱针、皮肤针等器具。

## 止血钳

止血钳夹持棉球稳固，优于镊子等用品，特别适合拔火罐。

## 废弃缸

废弃缸可以用来收纳废弃用品。

拔罐疗法的操作方法因产生负压的方式、拔罐的形式、综合应用的措施不同而各异。如走罐具有与按摩疗法、保健刮痧疗法相似的功效：可以改善皮肤的呼吸和营养状况，增强关节、肌腱的弹性和活动性，促进周围血液循环；可增加肌肉的血流量，增强肌肉的力量和耐力，防止肌萎缩；可增强胃肠蠕动，使支配腹内器官的神经兴奋，增进胃肠等脏器的分泌功能；可加速静脉血管中血液回流，降低大循环阻力，减轻心脏负担，调整肌肉与内脏血液流量及储备的情况。缓慢而轻的手法对神经系统起到镇静作用，急速而重的手法对神经系统起到一定的兴奋作用。循经走罐还能改善各经功能，有利于经络整体功能的调整。再如药罐法，在罐内负压和温热作用下，局部毛孔、汗腺打开，毛细血管扩张，血液循环加快，药物可更多地被直接吸收，根据用药不同，发挥的药效也各异。现将常用的操作方法分述如下。

## 火罐

借火焰的燃烧，排去罐内空气，使之形成负压而吸着于皮肤上。具体又可分为以下4种。

## 投火法

　　点燃小纸条，投入罐内，不等纸条燃完，迅速将罐罩在拔罐部位上，即可吸附于体表。此法适用于坐位或侧卧位的拔罐疗法。

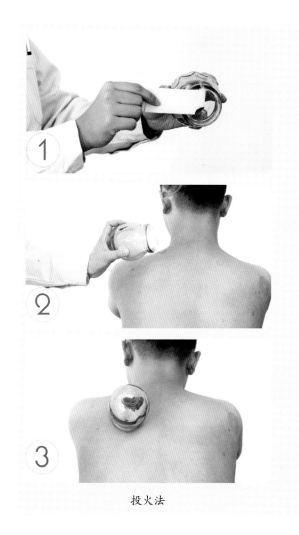

投火法

## 闪火法

　　用止血钳夹住点燃的酒精棉球，在罐内绕一圈，迅速将罐罩在拔罐部位上，即可吸附于体表。注意：酒精棉球不应含太多酒精，防止酒精滴落烫伤皮肤；棉球必须夹持紧实，防止掉落。操作距离影响吸拔力度，如果需要比较大的吸拔力，应该在保证操作安全的情况下，尽量缩小操作距离。

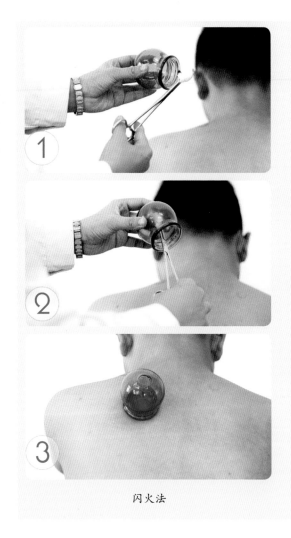

闪火法

## 贴棉法

准备1厘米见方的棉花一块，不要过厚，略浸酒精，贴于罐内壁，点燃后罩于选定的部位上，即可吸附于体表。注意：棉块里的酒精不宜太多，要注意罐口温度，防止烫伤。此法适用于坐位或侧卧位的拔罐疗法。

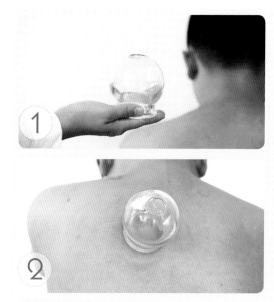

贴棉法

## 架火法

找一不易燃烧及不易传热的块状物，直径2~3厘米，放在拔罐部位上，上置小块酒精棉球，点燃后将罐扣上，可产生较强吸力，使罐吸附于体表。注意：架火法适用于平坦部位的吸拔，由于吸拔过程可能导致烫伤，因此要随时观察，及时处置。

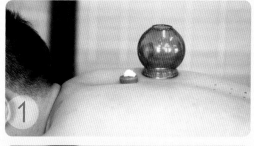

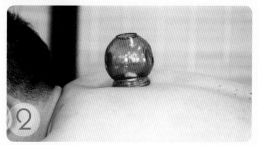

架火法

# 水罐

## 水罐法

将竹罐放入水中或药液中煮沸20～30分钟，然后用镊子将罐口朝下夹起，迅速甩掉水分并用干毛巾捂住罐口片刻，以吸去罐内的水分、降低罐口温度，再趁热将罐扣于吸拔部位，并轻按罐具半分钟左右，令其吸牢。此法温热作用强，且可罐药结合，适用于任何部位拔留罐、排罐。但操作速度应合适，否则拔罐速度过快，罐口过热，易烫伤皮肤，过慢又易致吸拔力不足。

## 蒸汽法

将水或药液在小水壶内煮沸，待水蒸气从壶嘴或套于壶嘴的皮管内大量喷出时，将壶嘴或皮管插入罐内，2～3分钟后取出，迅速将罐扣于吸拔部位并轻按半分钟，使之拔牢。此法适用于身体各部位拔留罐、排罐。

# 排气罐

## 挤压排气橡胶罐

先将罐体置于需要拔罐的部位上方，挤压排出空气，产生负压后迅速紧扣于吸拔部位。

## 抽气排气罐

利用底端阀门排气并吸拔于施术部位，使用时也可随时调节罐内压力。

## 旋转式排气罐

先将罐体置于皮肤上，随后利用可旋转形成负压的手柄，吸拔固定并随时调节。

以上不同的拔罐器具，可根据患者体质、吸拔部位、患者感受等要求进行选择，不必拘泥于一种拔罐器具或拔罐方法。

下面详细讲解以不同手法调节刺激量、刺激范围的方法，多样性的操作手法可以为不同的治疗目的提供更多的便利。

## 单罐法

单罐法用于病变范围较小或有明显压痛点的部位。可按病变或压痛范围大小，选取适当口径的火罐。如胃病，在中脘穴处拔罐；肱二头肌长头肌腱炎，在肩内陵穴处拔罐；冈上肌腱炎，在肩髃穴处拔罐等。

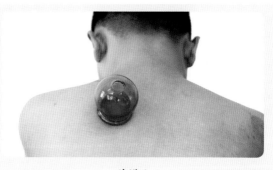

单罐法

## 多罐法

多罐法用于病变范围较大的疾病。可在病变部位吸拔数个罐乃至排列吸拔十余个罐。如某一肌束劳损时，可按肌束位置成行排列拔罐；治疗某些内脏器官瘀血时，可按脏器解剖部位在相应体表纵横排列拔罐。

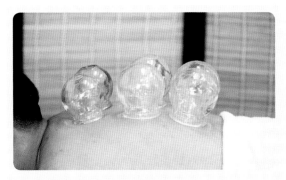

多罐法

## 闪罐法

闪罐法要在罐吸拔上后马上起去，反复多次。即将罐拔上，迅速起下，再拔上，再起下，如此反复吸拔多次，至皮肤潮红为止。多用于局部皮肤麻木或功能减退的虚证。

## 走罐法

走罐又称推罐，吸拔后在皮肤表面来回推拉。一般用于皮肤面积较大、肌肉丰厚处，如腰背、臀髋、腿股等部位。须选用

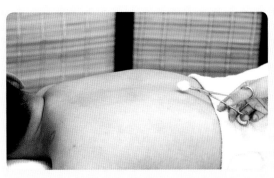

走罐法——涂抹刮痧油

口径较大的罐，罐口要平滑，玻璃罐最好。先在罐口涂一些润滑油脂，将罐吸上后，用手握住罐底，稍倾斜，即后半边着力，前半边不用力略向上提，慢慢向前推动，如此上下左右来回推拉移动数十次，至皮肤潮红或淤血为止。

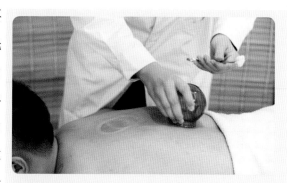

走罐法——吸拔玻璃罐

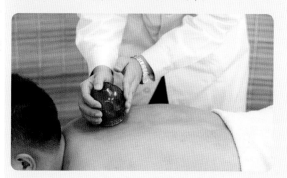

走罐法——上下推移罐体

## 药罐法

煮药罐和贮药罐：用中药煎煮竹罐，称煮药罐；在罐内存贮药液，称贮药罐。

煮药罐时将配制好的药物装入布袋内，扎紧袋口，放入清水煮至适当浓度，再将竹罐投入药汁内煮15分钟。使用时，根据水罐法，将药罐拔于需要的部位上，多用于风湿病等。

　　用贮药罐时，在抽气罐内或玻璃罐内事先盛贮一定量的药液，药液量为罐容量的1/3~2/3，然后吸在皮肤上。

## 针罐法

　　针罐：在留针的过程中加拔罐。先在一定的部位施行针刺，待有酸、胀、重、麻等得气感后，留针原处，再以针刺点为中心拔罐。多用于风湿痛。

　　针药罐：在留针过程中加拔药罐。先在一定部位施行针刺，得气后留针，再以针刺点为中心，加拔药罐。

　　刺络拔罐：用三棱针、皮肤针等刺出血后加拔罐。具体操作时用三棱针或皮肤针等叩刺病变局部或小血管，使皮肤潮红、渗血或出血，然后加拔火罐。

施罐与起罐

## 施罐方法

根据病情与施术要求，选择适当体位与适当规格的罐。拔罐器应清洁并初步消毒，并充分暴露应拔部位；使用火罐法要注意不要烧灼到毛发；注意局部皮肤和器具的消毒，防止交叉感染；施罐手法要纯熟，动作要轻、快、稳、准；罐间距离应适中，过远影响疗效，过近则易痛。

闪火法拔罐，棉球蘸酒精应适量，过多易烫伤患者，过少则吸力小，疗效不好。闪火时间应适当，过长罐口太热易烫伤皮肤，过短则吸力小，影响疗效。

## 起罐方法

起罐，即将拔牢的罐取下。操作者一手握住罐体腰底部稍倾斜，另一手拇指或食指按住罐口边缘的皮肤，使罐口与皮肤之间形成空隙，空气进入罐内，则罐自动脱落。不可硬拉或旋转罐具，否则会引起疼痛，甚至损伤皮肤。

# 拔罐后反应

**正常反应：**起罐后吸拔部位出现点片状紫红色瘀点、瘀块，或兼有微热痛感，通称罐斑或罐印，会自行消失，属正常反应。

**病理反应：**罐斑色鲜红多见于阳证、实证、热证；罐斑色暗红为阴证、血瘀、寒证；罐斑色潮红或淡紫，并显水疱、水珠或水汽状，代表湿盛或寒湿，若水汽色黄为湿热，水疱呈红色或黑色，表示久病、湿盛、血瘀；罐斑色深紫，表示血瘀；罐斑色深紫、黑，触之痛并伴身热，表示热毒瘀结；罐斑无皮肤颜色变化、触之不温，多为虚寒证；罐斑微痒或出现皮纹，多是风邪为患；罐斑起血疱、色淡，多属虚证；拔罐后，血色深红为热证，血色青为寒凝血瘀；罐斑无改变，表示病情尚轻或接近痊愈。但必须明确的是，以上反应要结合被拔罐人的具体情况综合分析。

# 拔罐法适用范围

随着罐具的不断创新，拔罐方法与操作手法的增多，以及拔罐作用机理研究的不断深入，拔罐疗法的适用范围也越来越大，目前拔罐疗法可用于临床的100余种疾病。拔罐除了应用在临床治疗上，还可用于居家的防病保健。

**伤科及软组织疾病：**颈椎病、肩周炎、腰椎间盘突出症、坐骨神经痛、落枕、肌肉劳损、退行性关节病、腱鞘炎、风湿性关节炎、类风湿性关节炎以及软组织炎症产生的疼痛等。

**内科：**感冒、发热、中暑；咳嗽、急慢性支气管炎、支气管哮喘及其他肺部疾病；消化系统疾病，如胃病、腹痛、腹泻、呕吐、便秘、胃肠痉挛、胃下垂、慢性阑尾炎等；泌尿系统疾病，如尿潴留、尿失禁；心血管疾患，如高血压病、动脉硬化；神经系统疾病，如面神经麻痹、头痛、三叉神经痛、神经衰弱、卒中后遗症等。

**妇产科：**痛经、月经不调、闭经、带下、盆腔炎、子宫脱垂、功能性子宫出血、产后诸症、更年期综合征、乳腺炎等。

**外科及皮肤病：**疖、疔、痈、疽、丹毒、虫蛇咬伤、痤疮、湿疹、神经性皮炎、带状疱疹等，也可用于美容美颜。

**五官科：**鼻炎、慢性咽炎、睑腺炎、急性扁桃体炎等。

# 注意事项

选择合适的体位，并根据不同部位选用大小适宜的罐具，若体位不当、移动、拔罐部位凹凹不平，则罐具易脱落。

要确定拔罐者的体质。如拔罐者体质过于虚弱者就不宜拔罐，或不宜拔罐太多，否则易使虚者更虚，达不到治疗的效果。前一次拔罐部位罐斑未消退之前，不宜于原处拔罐。急性创伤骨折处、皮肤肿瘤处、皮肤溃烂处、心尖区、体表大动脉搏动处、静脉曲张处、眼耳口鼻等五官孔窍，以及妊娠妇女的腹部、腰骶部、乳房、前后阴等部位不宜使用。

孕妇、年老且患有心脏病者拔罐应慎重。孕妇的腰骶部及腹部是禁止拔罐的部位，否则易造成流产。在拔罐时，皮肤在负压下收紧，会产生一种疼痛的刺激，一般人完全可以承受，但年老且患有心脏疾病的患者在这种刺激下可能会使心脏疾病发作，所以此类人群在拔罐时也要慎重。糖尿病患者也应慎用。

一些特殊部位不宜拔罐，如肚脐正中（神阙穴）。血管浅显处，胸壁，皮肤细嫩处，皮肤破溃或有皮肤病处，疤痕处，鼻、眼、乳头、骨突处，皮肤松弛、有较大的皱褶处均不宜拔罐。

拔罐时应注意留罐时间，一般在10～15分钟之间，留罐时间不宜过长，以免起疱。儿童应缩短留罐时间，但病情需要者例外。

起罐时手法宜轻缓，用一根手指抵住罐口边缘的皮肤，按压一下，使空气进入，罐具即自行脱落，不可硬拉或旋转。

注意罐具的清洁，以防交叉感染。

使用火罐法时应注意用火安全并预防烫伤。

## 异常情况处理

拔罐期间出现头晕、恶心呕吐、面色苍白、出冷汗、四肢发凉，甚至血压下降、呼吸困难等情况为晕罐。应立即起罐，嘱患者平卧，头部放低，松解衣带，保温。服用糖类饮料或其他糖类制品（可能影响患者自身原有疾病者慎用），也可喝温开水，保持室内空气流通，一般患者可逐渐恢复正常。

因拔罐时间过长、烫伤或吸力过大而出现水疱时，可涂紫药水，覆盖消毒纱布固定。如果水疱较大，可用注射器抽出水疱内液体，然后用消毒纱布外敷固定。

# Chapter 2 拔罐治疗常见病

拔罐疗法是一种历史悠久、安全有效的治疗方法。疾病的治疗，特别是慢性病的治疗，不能追求过快获得治疗效果，应该遵循疾病转归的规律，"徐徐见功"。

希望拔罐疗法能帮读者获得健康！

肩周炎又称肩凝症或冻结肩。临床表现为肩部疼痛，肩关节活动功能受限。比如肩部大面积疼痛，触按时有一个或多个明显的酸痛点，患者会发现手臂上抬困难或无法抬举，不能顺利完成梳头、抬物品等日常动作。此病是中老年人的常见病、多发病。

## 取穴

阿是穴、肩髃穴、肩髎穴、肩贞穴、肩井穴、臂臑穴、曲池穴。

## 操作方法

患者取坐位或侧卧位，局部皮肤常规消毒后，在以上穴位或患处拔罐，留罐 15～20 分钟，可隔两天治疗1次。

## 取穴方法

阿是穴：以手指广泛触按肩关节病患处，患者主诉最痛处即是。

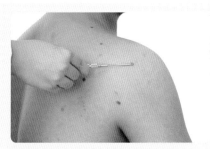

肩髎穴：在肩部，肩髃后方，当臂外展时，于肩峰后下方呈现凹陷处。

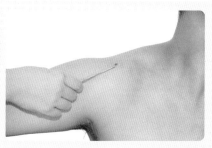

肩髃穴：肩峰端下缘，在肩峰与肱骨大结节之间，三角肌上部中央。臂外展，或向前平伸时，肩部出现两个凹陷，肩峰前下方凹陷处即是。

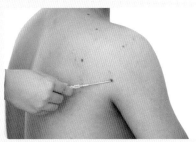

肩贞穴：在肩关节后下方，臂内收时，腋后纹头上1寸★。

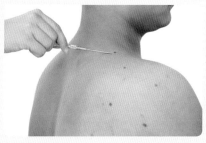

肩井穴：在肩上，在大椎穴与肩峰端连线的中点上。

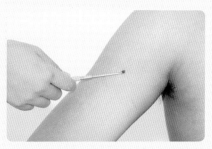

臂臑穴：在臂外侧，三角肌止点处，曲池与肩髃连线上，曲池上7寸。

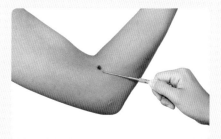

曲池穴：屈肘呈90度，肘横纹外侧端和肱骨外上髁中点处。

# 注意事项

在治疗过程中，自主锻炼和被动锻炼是早日恢复的关键，建议每天都坚持做适当的肩部功能练习。如每天做2～3次（每次10分钟左右）手臂爬墙的动作：面对墙壁，患侧的手臂沿墙壁慢慢向上爬动，使上肢尽量高举，然后缓慢向下回到原处，反复进行。平时注意肩部保暖也能有效预防肩周炎。

★注：在取穴时可用手指同身寸法。

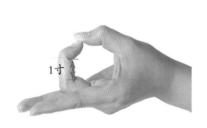

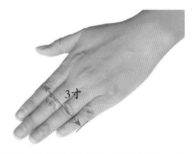

中指同身寸是以患者的中指中节屈曲时手指内侧两端横纹头之间的距离为1寸，可用于四肢部取穴的直寸和背部取穴的横寸。

横指同身寸是让患者将食指、中指、无名指和小指并拢，以中指中节横纹处为准，4指横量为3寸。

腰痛为临床常见症，常见于腰部软组织损伤、风湿以及腰椎退行性病变等。

## 取穴

阿是穴、肾俞穴、大肠俞穴。

## 操作方法

患者取俯卧位，局部皮肤常规消毒后，在以上穴位处或患处拔罐，用大口径罐，用火罐闪火法吸拔，留罐 15～20 分钟，可隔2天治疗1次。

## 取穴方法

阿是穴：用手掌心触按病患处，患者主诉的最痛处即是。

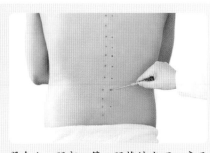 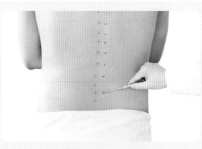

肾俞穴：腰部，第二腰椎棘突下，旁开1.5寸（约2横指——食指和中指）。取定穴位时，通常采用俯卧姿势。

大肠俞穴：腰部，第四腰椎棘突下，旁开1.5寸。

## 注意事项

腰痛的病因复杂，肌肉拉伤、筋膜损伤、腰椎间盘突出等，都可能引起腰痛。腰痛重在预防，要及时发现并纠正不良姿势，特别是需要用力移动重物时，要预估自身可移动的重量并摆正重心后再用力。切勿久坐，经常更换站立姿势，活动腰腿。适当进行功能锻炼，如腰背肌锻炼，防止肌肉张力失调。

需要说明的是，腰痛患者最好多卧床休息，睡软硬适中的床对缓解腰椎间盘突出引发的疼痛效果很好。

# 03 / 落枕

落枕以颈部疼痛、僵硬，转侧时疼痛加剧为主要表现特征，是颈部软组织的急性扭伤或炎症反应。轻度落枕者一天内即可自行痊愈，重度落枕者则会迁延数周。落枕的发病原因多与睡眠姿势有关，患者在入睡前并无任何症状，醒来后才会发现肩背、颈项疼痛，僵硬不适、活动困难。

## 取穴

风池穴、大椎穴、风门穴、外关穴、后溪穴。

## 操作方法

先在颈部疼痛部位采用走罐的方法，走罐前用刮痧油均匀涂抹在颈部局部皮肤上，走罐以皮肤出现红晕为宜，之后于穴位处留罐10分钟，每日1次。

# 取穴方法

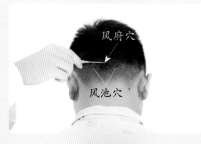

风池穴：枕骨下，与风府相平，在胸锁乳突肌与斜方肌上端之间的凹陷处。

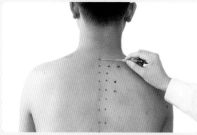

大椎穴：低头，后脖颈最高一块骨头下凹陷处。

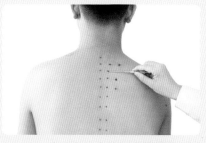

风门穴：在背部，在第二胸椎棘突下，旁开1.5寸。

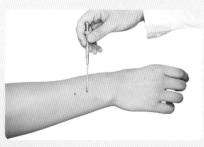

外关穴：腕背横纹中点上2寸，尺骨与桡骨之间。

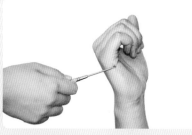

后溪穴：微握拳，第五指掌关节后尺侧的远侧掌横纹头，赤白肉际处。

颈椎病是颈部长期劳损，颈椎及颈椎周围软组织发生病理改变或骨质增生等，导致颈部脊髓、颈神经根、椎动脉及交感神经受到压迫或刺激而引起的一组复杂的症候。颈椎病是一种以退行性病理改变为基础的临床常见的疾病，多由外伤、劳损、风寒等因素造成，表现为颈椎间盘退行性病变及继发性的一系列病理改变。如髓核突出或脱出，椎节松动、失稳，韧带肥厚和继发的椎管狭窄，骨刺形成，等等。患者一般会出现头痛头晕，颈部僵硬，一侧或两侧颈、肩、臂、指麻木，胳膊出现放射性疼痛，活动受限，还可能有胸闷、心悸等症状。

## 取穴

大椎穴、肩井穴、大杼穴、夹脊穴。

## 操作方法

选取穴位吸拔火罐，可配合三棱针点刺痛处，并拔出少量血；也可将竹罐置于盛有煮沸的有活血化瘀功效的药剂的锅内，浸泡3分钟后，取出并甩干净药液，在上述穴位拔7～8分钟后取下，每日1次。

# 取穴方法

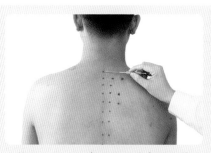

大椎穴：低头，在后脖颈最高一块骨头下凹陷处。

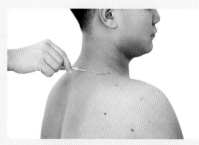

肩井穴：在肩上，大椎穴与肩峰端连线的中点上。

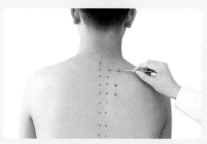

大杼穴：第一胸椎棘突下，旁开1.5寸。

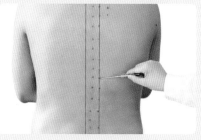

夹脊穴：在背腰部，第一胸椎至第五腰椎棘突下，后正中线旁开0.5寸，每侧17个穴位。

# 注意事项

其实大部分落枕症状只是颈椎病的一种表现，应避免长期伏案工作，避免颈部过于疲劳，特别是长时间低头看手机等。在工作时需要注意保持正确的颈部姿势；卧床休息时，调整好枕头高度，找到高低适中的位置；避免风寒等外邪的侵袭。

# 肋间神经痛

肋间神经痛是指一个或几个肋间出现沿神经分布区的针刺样或刀割样疼痛，时时发作，剧痛时可放射到背部，在咳嗽、深呼吸或用力过猛时疼痛加剧，有的疼痛也呈带状分布。本节主要围绕扭挫伤引起的肋间神经痛进行阐述。（带状疱疹引起的肋间神经痛见"带状疱疹"章节的内容。）

## 取穴

阿是穴。

## 操作方法

于痛处沿肋间神经分布区，用梅花针叩刺。当皮肤表面有多处渗血后拔罐5分钟。起罐后，将血擦净。之后，用皮肤针叩刺与胁肋部痛点水平的背俞穴和夹脊穴，再拔罐5分钟，隔日1次。

## 注意事项

肋间神经痛的原因多样，表现相似。在缓解疼痛的同时，应该及时就医并早日明确诊断，对症治疗。

# 06 / 膝关节疼痛

膝关节疼痛表现为膝关节活动时疼痛，最初为发作性疼痛，后发展为持续性疼痛，劳累后和夜间疼痛较重，上下楼梯时明显；膝关节活动受限，跑、跳、跪、蹲均受不同程度的限制；关节活动时有摩擦或弹响音，部分患者关节肿胀，有压痛。

## 取穴

阿是穴、内膝眼穴、外膝眼穴（又称犊鼻穴）。

## 操作方法

常规消毒后，用三棱针点刺3～5下，然后拔罐5～10分钟，拔出淤血1～3毫升，起罐后擦净血迹，隔2日1次。

## 取穴方法

阿是穴：以膝关节周边疼痛处为穴。

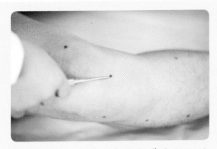 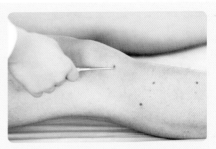

内膝眼穴：屈膝，在髌韧带内侧凹陷处。

外膝眼穴：屈膝，在髌韧带外侧凹陷处。

## 注意事项

膝骨关节炎的康复，关键问题是养。养的核心是尽量避免加重关节损伤的动作或运动。平时可慢走、慢跑、骑车、水中行走，要避免登山、快速行走和长时间爬楼梯等可能加速膝关节损伤的运动。外出时，可使用手杖，减轻膝关节压力。

在减少膝关节损伤的同时，可适当增加股四头肌练习，强大的股四头肌可以对膝关节起到保护作用。如做卧位股四头肌收缩锻炼：两腿尽量伸直，足尖上翘，绷紧大腿上方的肌肉。

做好膝关节的防寒保暖。膝关节疼痛的患者，膝关节的血液供应差，代谢产物堆积。做好膝关节的防寒保暖可辅助加强膝关节的血液循环，加速代谢，缓解疼痛。

患者应调整饮食，保持适中的体重，以减少膝关节负担。

# 07

踝关节扭伤

踝关节扭伤俗称崴脚，以踝部有压痛、肿胀感，足着地或被动外翻时疼痛加剧为主要表现。多是由患者在走、行、跑、跳、踢等较剧烈运动过程中遇地面障碍闪避不及或姿势不当造成。踝关节扭伤为日常活动中最为常见的关节扭伤，轻者仅有部分韧带纤维撕裂，重者可使韧带及关节囊附着处的骨质撕脱或韧带完全断裂，甚至发生关节脱位。急性踝关节损伤会立即出现肿胀、疼痛、行走困难、活动受限等症状，外伤后遗症或日久劳损也会经常引发疼痛。

## 取穴

血海穴、膈俞穴、昆仑穴、解溪穴、丘墟穴。

## 操作方法

用三棱针在扭伤部位的肿痛处、瘀血处及上述各穴浅刺出血，挤出数滴血后再拔罐。拔罐后，留罐于上述各穴位10分钟，每日1次。

# 取穴方法

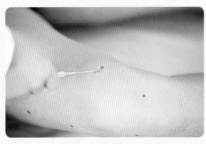

血海穴：屈膝，手掌5指向上握住膝盖，拇指与其他4指呈45度角，拇指指尖处就是。

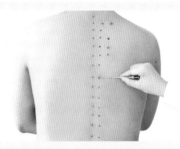

膈俞穴：背部，在第七胸椎棘突下，旁开1.5寸。

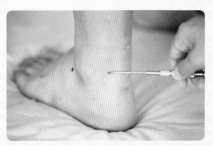

昆仑穴：在外踝尖与跟腱之间的凹陷处。

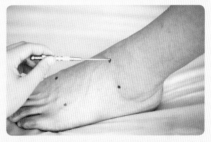

解溪穴：在足背与小腿交界处的横纹中央凹陷处，于足背两条肌腱之间。

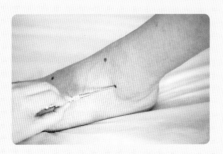

丘墟穴：足外踝的前下方，在趾长伸肌腱的外侧凹陷处。

# 08

# 足跟疼痛

慢性足部劳损为足跟疼痛发病的主要原因。表现为足跟部肿胀疼痛，疼痛断续无规律，疼痛在久站、走路、劳累后明显加剧，静卧休息时可以缓解，伴有神疲乏力、腰膝酸软等症状。

## 取穴

太溪穴、三阴交穴、昆仑穴、照海穴。

## 操作方法

在穴位上用闪火法反复操作，每穴约3分钟，每日1次。

## 取穴方法

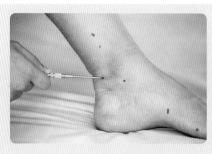

太溪穴：在内踝尖与跟腱之间的凹陷处。

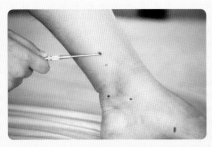

三阴交穴：在小腿内侧，足内踝尖上3寸。取穴时4指并拢，小指靠在内踝尖上，食指上缘平行线与胫骨后缘交点就是。

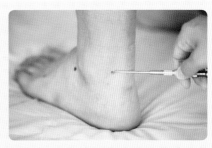

昆仑穴：在外踝尖与跟腱之间的凹陷处。

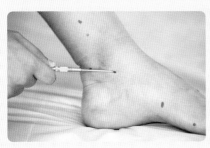

照海穴：在内踝尖下1寸凹陷处。

# 09

# 风寒感冒

风寒感冒俗称伤风，临床症状有鼻塞、流涕、头痛、发热、恶寒等。感冒是临床常见的多发病，以春、冬两季气候骤变时发病为多，夏、秋两季发病稍少。

## 取穴

大椎穴、肺俞穴、风门穴、身柱穴、背部足太阳膀胱经。

## 操作方法

可用姜汁涂在背部做润滑剂，以走罐的方法完成拔罐治疗。火罐吸拔后，来回走罐直至皮肤呈紫红色为宜，最后把罐留在肺俞穴、大椎穴、风门穴、身柱穴等穴位上20分钟。

## 取穴方法

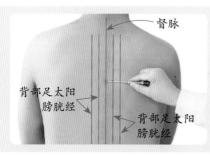

背部足太阳膀胱经：背部脊柱两侧，背中线旁开1.5寸处和3寸处。

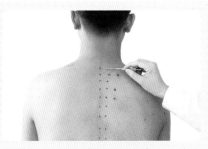

大椎穴：低头，在后脖颈最高一块骨头下凹陷处。

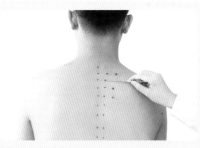

风门穴：背部，在第二胸椎棘突下，旁开1.5寸。

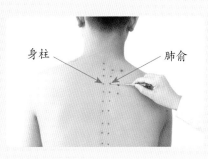

肺俞穴：背部，在第三胸椎棘突下，旁开1.5寸。

身柱穴：在后背正中线上，第三胸椎棘突下凹陷中。

# 注意事项

如果出现高热持续不退、咳嗽加剧、咳吐血痰等症状时，宜尽快就医。感冒流行季节应少去公共场所，从公共场所或空气不良处回到家中，应洗手并清理口鼻处。

# 10 咳嗽

当呼吸道黏膜受到异物、分泌物、炎症或过敏性因素等刺激时，即会引起反射性的咳嗽，这有助于排除自外界侵入呼吸道的异物或自身的分泌物，消除呼吸道刺激因子。古人以有声无痰为咳，有痰无声为嗽，临床上二者常同时出现，通称为咳嗽。咳嗽是呼吸系统疾病的主要症状，如咳嗽无痰或痰量很少为干咳，常见于支气管炎、急性咽喉炎的初期；急性骤然发生的咳嗽，多见于支气管内异物侵入；长期慢性咳嗽，多见于肺结核、慢性支气管炎等。

## 取穴

肺俞穴、身柱穴、风门穴、外关穴、天突穴、大椎穴。

## 操作方法

留罐于上述各穴位处15分钟，每日1次。

# 取穴方法

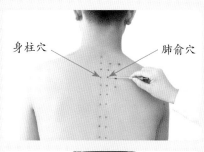

肺俞穴：背部，在第三胸椎棘突下，旁开1.5寸。

身柱穴：在后背正中线上，第三胸椎棘突下凹陷中。

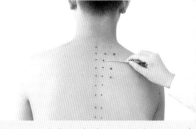

风门穴：背部，在第二胸椎棘突下，旁开1.5寸。

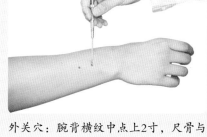

外关穴：腕背横纹中点上2寸，尺骨与桡骨之间。

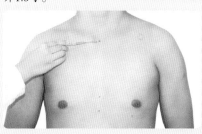

天突穴：在前正中线上，胸骨上窝中央。

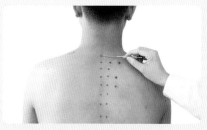

大椎穴：低头，在后脖颈最高一块骨头下凹陷处。

# 注意事项

有一部分患者咳嗽病程长，易反复发作，应该注意长期治疗。平时要保暖，避免感冒，治疗期间应该戒烟戒酒，远离烟尘环境。

# 哮喘

哮喘是一种发病原因复杂的慢性呼吸道炎症，在易感人群中，此种炎症可引起反复发作的喘息、气促、胸闷和咳嗽等症状。

## 取穴

背部督脉及背部足太阳膀胱经。

## 操作方法

室内温度控制在23℃左右，患者采取俯卧位，充分暴露背部，放松背部肌肉。施术者选取中号玻璃罐若干，以闪火法将罐吸附在两侧膀胱经和督脉上，留罐10分钟，隔日1次。

## 取穴方法

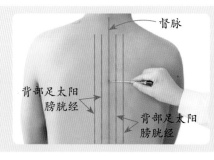

背部督脉：后背正中线。
背部足太阳膀胱经：背部脊柱两侧，背中线旁开1.5寸处和3寸处。

## 注意事项

过敏性哮喘者需要注意远离尘螨、猫狗的皮垢，以及霉菌、花粉、蚕丝、羽毛、飞蛾、棉絮等过敏原。不食用可能导致哮喘的食物，如海鲜、禽蛋、牛奶、坚果等。应避免大的情绪波动，如忧虑、悲伤、过度兴奋等。避免剧烈的体力劳动以及紧张的竞技性运动。急救药物不能离身，以应对突发过敏症状，保持呼吸道畅通。

# 12 / 卒中后遗症

卒中俗称中风，是中医学对急性脑血管疾病的统称，主要表现为猝然昏倒，不省人事，伴随口眼㖞斜、语言不利而出现半身不遂。一般分为缺血性中风和出血性中风两种类型。前者是脑血栓形成或在脑血栓形成的基础上导致脑梗死、脑动脉堵塞而引起的偏瘫和意识障碍，后者则为脑出血引起的昏迷和瘫痪。

中风的治疗一般分为初期、中期、末期3个阶段。初期为中风急性期。病情得到缓解后便进入中期。中风6个月后体征不见恢复即转入末期，此时病情基本稳定，但失去的功能很难有明显的恢复。近年来由于诊疗水平的提高，中风的死亡率有所降低，但致残率仍居高不下，患者有如失语、口眼㖞斜、吞咽困难、思维迟钝、联想困难、记忆减退、烦躁抑郁等后遗症。

## 取穴

曲池穴、外关穴、环跳穴、承扶穴、足三里穴、阳陵泉穴。

## 操作方法

①上肢瘫痪。取曲池穴、外关穴，用闪火法将大小适中的火罐吸拔在穴位上，留罐10～15分钟，每日1次，15次为1疗程。

②下肢偏瘫。取环跳穴、承扶穴、足三里穴、阳陵泉穴，用闪火法将大小适中的火罐吸拔在穴位上，留罐10~15分钟，每日1次，15次为1疗程。

## 取穴方法

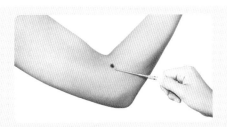

曲池穴：屈肘呈90度，在肘横纹外侧端和肱骨外上髁中点处。

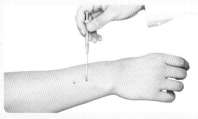

外关穴：在腕背横纹中点上2寸，尺骨与桡骨之间。

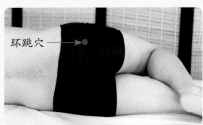

环跳穴：在臀外下部，股骨大转子最凸点与骶管裂孔连线的外1/3处。

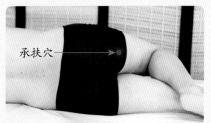

承扶穴：大腿后面，臀下横纹的中点。

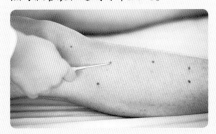

足三里穴：外膝眼下3寸，向外1寸处。可沿胫骨向上摸，至有突出的斜面骨头阻挡为止，旁边1寸就是此穴。

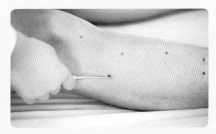

阳陵泉穴：小腿外侧，腓骨头前下方凹陷处。

# 注意事项

中风患者康复期间每天都需要监测血压和血糖。应该采取措施，如饮食、药物控制等，以有效控制血糖、血脂和血液黏度。严格控制血压在140/90毫米汞柱以下。若正在服用降压药物，不可随意停药，应按医嘱增减降压药物的服用量。同时，需要24小时稳定控制血压，使血压波动幅度不至于过大，不可将血压降得过低。可以尝试应用中药、针灸疗法相结合的方式促进康复。提高对科学的运动功能训练的重视，包括肢体的被动运动、主动运动和抗阻运动等。

中风患者在康复期如无吞咽困难，宜以清淡、少油腻、柔软易消化的平衡膳食为主。戒烟限酒，饮食低盐低脂。语言障碍的患者易焦虑，护理中要多接触患者，尽早诱导和鼓励患者说话，耐心纠正发音，由简到繁，坚持不懈。长期卧床、生活不能自理的患者，应按时进行口腔护理及皮肤护理，保持床单被褥的整洁，定时为患者翻身拍背、擦浴更衣、清理粪便、整理床铺等，预防褥疮发生。护理者及家人与患者交流越多，就会越大地减少中风伴发抑郁症的可能性。

# 13 三叉神经痛

三叉神经痛，俗称脸痛，指的是局限于三叉神经支配区域内反复发作的短暂的阵发性剧烈神经痛。发病特征是骤发骤停，疼痛呈剧烈的闪电样、刀割样或烧灼样，同时还很顽固。说话、刷牙或微风拂面时都会导致阵痛。阵发性的剧烈疼痛历时数秒或数分钟，疼痛呈周期性发作，发作间歇期同正常人一样。三叉神经痛患者常因此不敢擦脸、进食，甚至连口水也不敢吞咽，从而影响正常的生活和工作。

## 取穴

在太阳穴、颧髎穴、下关穴处寻找痛点。

## 操作方法

患者取坐位。以火罐法迅速将罐具扣在上述痛点穴位上，留罐15分钟。亦可在上述穴位上以闪罐法治疗，以皮肤潮红为度。

# 取穴方法

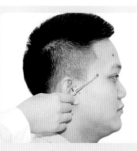

太阳穴：在眉梢与目外眦连线中点向外1横指处。

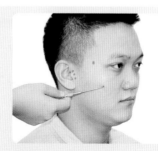

颧髎穴：位于目外眦直下，颧骨下缘凹陷处。

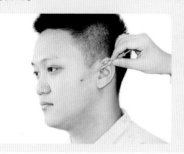

下关穴：面部耳前方，颧弓与下颌切迹所形成的凹陷中，张口时隆起。

# 注意事项

　　三叉神经痛患者宜选择质软、易嚼的食物。因咀嚼诱发疼痛的患者，要进食流食，切不可吃油炸物，不宜食用具有刺激性、过酸、过甜的食物以及寒性食物等。饮食要营养丰富，平时应多吃些富含维生素及有清火解毒作用的食品，如新鲜水果、蔬菜及豆类制品；吃肉时尽量吃瘦肉，少吃肥肉。食物总体以清淡为宜。还需要注意的是吃饭、漱口、说话、刷牙、洗脸动作宜轻柔，以免引起三叉神经痛。冬天天气寒冷，应多注意头面部保暖，避免局部受冻、受潮，不用太冷、太热的水洗脸。平时应保持情绪稳定，不宜激动，不宜疲劳、熬夜，常听柔和音乐，保持心情平和，保持充足睡眠。应尽量避免产生负面情绪，保持规律的起居，适当参加体育运动，锻炼身体，增强体质。

# 14 周围性面瘫

周围性面瘫是以口眼向一侧㖞斜为主症的疾病，又称口眼㖞斜。临床特征是患侧面部肌肉弛缓，额纹消失，不能皱额，眼睑闭合不全，鼻唇沟变浅，口角歪向健侧，鼓腮吹气无法完成，漱口漏水，但无半身不遂及神志不清等症状。

## 取穴

颧髎穴、地仓穴、颊车穴、四白穴。

## 操作方法

应用罐口小的火罐吸拔穴位处，每周2次，适用于面瘫恢复期。

## 取穴方法

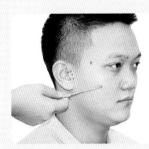

颧髎穴：位于目外眦直下，颧骨下缘凹陷处。

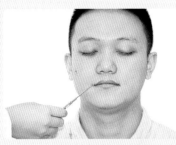

地仓穴：面部，于口角外侧，上直对瞳孔。

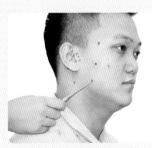

颊车穴：面颊部，下颌角前上方，耳下大约1横指处，咀嚼时肌肉隆起时出现的凹陷处。

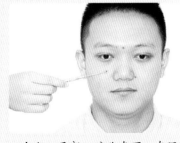

四白穴：面部，瞳孔直下，在眶下孔凹陷处。

## 注意事项

　　面瘫患者治疗时配合表情肌训练疗效更好，如抬眉、闭眼、耸鼻、鼓腮等，主要针对受累的肌群进行训练，如果不能有效判断受累肌群时，可按上述动作进行运动功能训练，也能获得良好的康复效果。

在急性期应当适当休息，注意面部的保暖。外出时可戴口罩，睡眠时勿靠近窗边，不能用冷水洗脸，避免直吹冷风，注意天气变化，及时添加衣物防止感冒。饮食应营养丰富，选择易消化的食物，戒烟戒酒，忌食刺激性食物。由于眼睑闭合不全或不能闭合，角膜长期外露，易导致眼内感染，损害角膜，因此要减少用眼动作。在睡觉或外出时应佩戴眼罩或有色眼镜，并用抗生素滴眼液，以保护角膜及预防眼部感染。有咽部感染时应同时服用清热解毒药或遵医嘱。进食后要及时漱口，清除患侧颊齿间的食物残渣，保持口腔清洁。约有15%的患者在一生中可出现两次甚至多次面瘫，故痊愈后的患者平时亦应注意预防复发。

# 15 / 头痛

头痛，中医也称头风，是最常见的临床自觉症状之一，常见于多种急、慢性疾病。头痛发病的原因很多，也很复杂。中医认为外感头痛和内伤头痛是引发头部疼痛的两大原因。外感头痛即湿、风、热、寒等外邪侵袭到头部的经脉，使经脉受到阻滞，气血运行不畅。其主要特点是发病较快，多因坐卧当风、起居不慎等造成。内伤头痛多因脾、肝、肾功能失调引起，其特点为起病缓慢、气血不足、痛势较缓。另外，依据头部疼痛位置的不同，还可以把头痛分为前额痛、头后痛、巅顶痛和偏头痛等。

## 取穴

风门穴、太阳穴、外关穴、大椎穴、曲池穴。

## 操作方法

先在上述各穴拔罐，然后留罐10分钟，起罐后再用艾条温灸风门穴、外关穴10分钟，每日1次，3次为1个疗程，直至治愈即可停止。

# 取穴方法

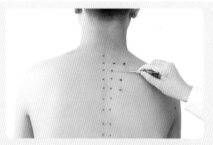

风门穴：背部，第二胸椎棘突下，旁开1.5寸。

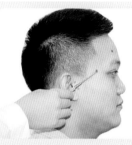

太阳穴：眉梢与目外眦连线中点向外1横指处。

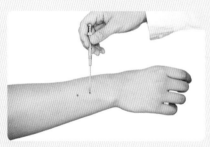

外关穴：腕背横纹中点上2寸，尺骨与桡骨之间。

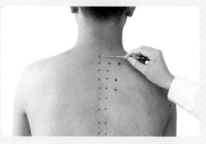

大椎穴：低头，后脖颈最高一块骨头下凹陷处。

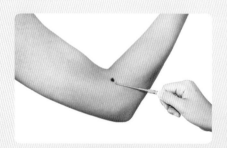

曲池穴：屈肘呈90度，肘横纹外侧端和肱骨外上髁中点处。

# 注意事项

　　头痛应及时就医，明确诊断，在咨询医生的情况下选择治疗方法。弄清疼痛的部位和原因，记录头痛发作的情况及相关因素，如饮食起居的时间、食物、天气、情绪、体力劳动情况等，以便分析头痛的原因。避免食用可能引起头痛的食物可以在一定程度上预防头痛的发生。容易引起头痛的食物有巧克力、干酪、熏肉等。应清楚所服用药物的副作用、服用方法等。如果头痛时服用了解热止痛药，如阿司匹林，要避免同时食用维生素C含量高的食物，如草莓、柠檬等，否则易引起消化道出血、流鼻血不止等现象。

发作时多数患者感觉周围物品在旋转，少数患者感觉视物摆动或摇晃（他动感眩晕）；也可有自身在一定平面上转动、倾倒、沉浮或摇晃的感觉（自动感眩晕）。临床上可分为前庭系统性眩晕（真性眩晕）和非前庭系统性眩晕（头晕），病因较复杂。

## 取穴

风池穴、风门穴、大椎穴、下关穴、外关穴、支沟穴。

## 操作方法

以闪罐法于上述各穴位处拔吸20~30次，每日1次。

## 取穴方法

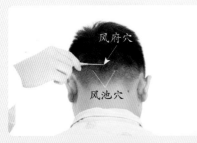

风池穴：枕骨下，与风府相平，在胸锁乳突肌与斜方肌上端之间的凹陷处。

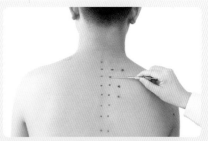

风门穴：在背部，第二胸椎棘突下，旁开1.5寸处。

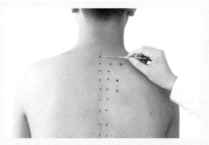

大椎穴：低头，在后脖颈最高一块骨头下凹陷处。

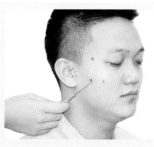

下关穴：面部耳前方，在颧弓与下颌切迹所形成的凹陷中，张口时隆起。

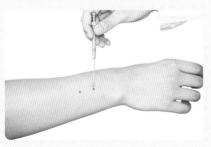

外关穴：腕背横纹中点上2寸，尺骨与桡骨之间。

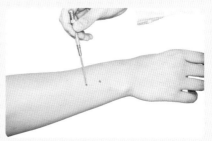

支沟穴：手背腕横纹上3寸，尺骨与桡骨之间，阳池与肘尖的连线上。

## 注意事项

眩晕发作时，可采用以下方法缓解症状。让患者仰靠或安卧，点压印堂穴、太阳穴等，使头面部经气疏畅，眩晕症状可减轻。饮食宜清淡，少食油腻、辛辣食品。

血压是血液在血管内流动时对血管壁产生的压力。如果心脏要比平时更用力才能把血液输送到手脚末端，那么血管所受的压力就会升高。通常人体正常的收缩压在140毫米汞柱以下，90毫米汞柱以上；舒张压在90毫米汞柱以下，60毫米汞柱以上。当收缩压在140毫米汞柱以上，舒张压在90毫米汞柱以上就属于高血压了。

## 取穴

大椎穴、肝俞穴、心俞穴、灵台穴、脾俞穴、肾俞穴、曲池穴、足三里穴、三阴交穴。

## 操作方法

用闪火法将罐具吸拔在用梅花针叩刺过的穴位上，留罐10～15分钟。在患者背部涂抹润滑剂，沿第七颈椎至骶尾部督脉、背部脊柱两侧膀胱经内侧循行线（背正中线旁1.5寸）走罐至皮肤紫红。

# 取穴方法

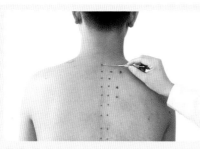

大椎穴：低头，在后脖颈最高一块骨头下凹陷处。

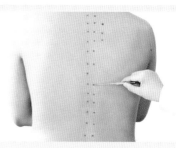

肝俞穴：背部，第九胸椎棘突下，旁开1.5寸。

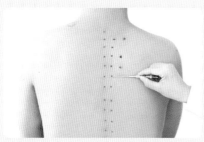

心俞穴：背部，第五胸椎棘突下，旁开1.5寸。

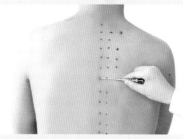

灵台穴：背部，第六胸椎棘突下。

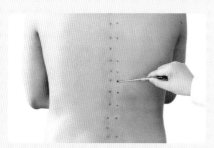

脾俞穴：背部，第十一胸椎棘突下，旁开1.5寸。

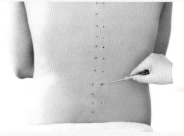

肾俞穴：腰部，第二腰椎棘突下，旁开1.5寸。取定穴位时，通常采用俯卧姿势。

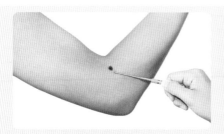

曲池穴：屈肘呈90度，在肘横纹外侧端和肱骨外上髁中点处。

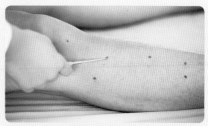

足三里穴：外膝眼下3寸，向外1寸处。可沿胫骨向上摸，至有突出的斜面骨头阻挡为止，旁边1寸就是此穴。

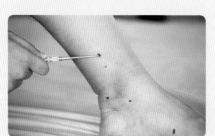

三阴交穴：在小腿内侧，足内踝尖上3寸。4指并拢，小指靠在内踝尖上，食指上缘平行线与胫骨后缘交点就是。

## 注意事项

　　饮食上，除做到戒烟、限制食盐摄入量外，还应该控制胆固醇摄入量。胆固醇含量高的食物有全脂牛奶、动物脂肪、熏肉、火腿、动物内脏、沙丁鱼、鳟鱼、鱼卵、牡蛎、虾、螃蟹、龙虾等。可适当食用绿叶蔬菜、水果、脱脂牛奶、瘦肉等。此外，要注意坚持运动。步行、慢跑等都有助于改善心血管的代谢功能，但也要注意休息，不能运动过多。晚餐宜吃易消化食物，应配些汤类，若水分摄入不足，可导致夜间血液黏稠，促使血栓形成。老年高血压患者，早晨醒来不要急于起床，应先在床上仰卧，活动一下四肢和头颈部，伸一下懒腰，然后慢慢坐起，稍微活动几次上肢，再下床，这样血压才不会有太大波动。

便秘是指患者大便次数减少，大便间隔时间较长，一日甚至数日不排便；或有便意但是排便艰难，排出的大便干结坚硬，肛门肿痛并多伴有腹部不适的症状。同时也可伴有口臭口干、嗳气呃逆、胸胁满闷等症状。

## 取穴

天枢穴、脾俞穴、支沟穴、大肠俞穴、上巨虚穴。

## 操作方法

拔罐后留罐于上述各穴位处10分钟，每日1次。

## 取穴方法

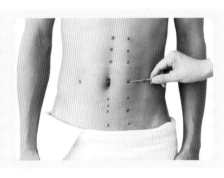

天枢穴：人体中腹部，肚脐两侧2寸处。

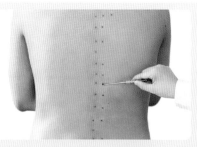

脾俞穴：背部，第十一胸椎棘突下，旁开1.5寸。

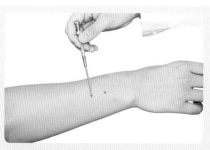

支沟穴：手背腕横纹上3寸，尺骨与桡骨之间，阳池与肘尖的连线上。

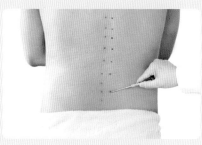

大肠俞穴：腰部，第四腰椎棘突下，旁开1.5寸。

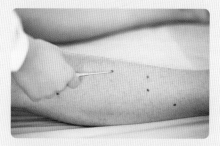

上巨虚穴：在小腿前外侧，犊鼻穴下6寸，距胫骨前缘1横指（中指）。

## 注意事项

　　养成定时排便的习惯，有便意时需及时排便，避免抑制排便。时刻注意饮食成分配比，必须增加膳食纤维摄入量，同时多饮水。膳食纤维本身不被吸收，能吸附肠腔水分从而增加粪便量，能刺激结肠蠕动，增强肠动力。膳食纤维含量丰富的食物有麦麸、糙米、苹果、猕猴桃、火龙果，还有蔬菜等。适当增加易产气食物的摄入量，促进肠蠕动，如洋葱、萝卜、蒜苗、豆制品等。适当增加高脂肪食物的摄入量，如植物油能直接润肠，且分解产物脂肪酸，有刺激肠蠕动的作用。种仁类干果含有大量的油脂，具有润滑肠道、通便的作用。运动以医疗体操为主，可配合步行、慢跑和腹部的自我按摩。腹部自我按摩可取站位或仰卧位，手平放在下腹部，顺时针方向由右至左按揉。每天排便前做2～3次，每次5～10分钟。避免滥用泻药。

# 19/郁证

郁证为情志所伤、心气郁结所致。其表现为抑郁不畅、精神不振、胸闷胁痛、不思饮食等症状。

## 取穴

肝俞穴、胆俞穴、内关穴、支沟穴、足三里穴、阳陵泉穴、丰隆穴、太冲穴。

## 操作方法

拔罐后留罐于上述各穴位处10分钟，每日1次。

## 取穴方法

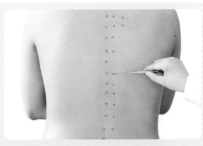

肝俞穴：背部，第九胸椎棘突下，旁开1.5寸。

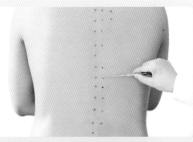

胆俞穴：背部，第十胸椎棘突下，旁开1.5寸处。

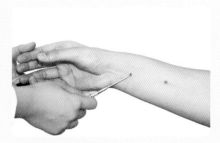

内关穴：掌横纹上2寸，两根肌腱中间。

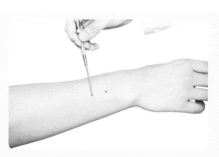

支沟穴：手背腕横纹上3寸，尺骨与桡骨之间，阳池与肘尖的连线上。

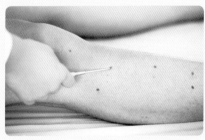

足三里穴：外膝眼下3寸，向外1寸处。可沿胫骨向上摸，至有突出的斜面骨头阻挡为止，旁边1寸就是此穴。

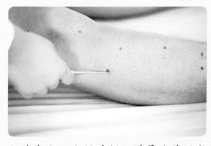

阳陵泉穴：小腿外侧，腓骨头前下方凹陷处。

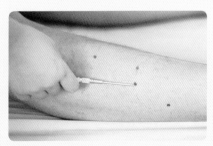

丰隆穴：小腿外侧，外踝尖上8寸。

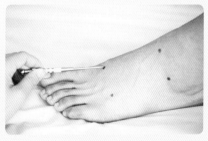

太冲穴：足背第一、第二脚趾间向上推，感觉一凹陷处就是。

## 注意事项

郁证需要认真对待，增强战胜疾病的信心。要学会用积极的态度面对压力，适度转移和释放压力。多参加一些文娱活动，如旅游、看电影、听音乐会等。多和家人朋友沟通、交流。适度进行体育锻炼，并保证充足的睡眠。

胃脘痛是指上腹部胃脘部疼痛，痛连胁肋，或隐痛，或灼痛，或急痛。

## 取穴

脾俞穴、胃俞穴、中脘穴、下脘穴、梁丘穴、足三里穴。

## 操作方法

走罐法与留罐法交替使用。

①首先在背部膀胱经（背正中线左右1.5寸和3寸处）走罐，在脾俞穴、胃俞穴处留罐5～10分钟。

②在任脉（躯干前正中线）用小罐走罐，在中脘穴、下脘穴留罐5～10分钟。

③在下肢外侧前缘于梁丘穴、足三里穴留罐5～10分钟。

以上方法，每日1次。

# 取穴方法

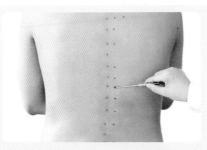

脾俞穴：背部，第十一胸椎棘突下，旁开1.5寸。

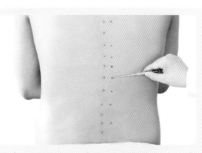

胃俞穴：背部，第十二胸椎棘突下，旁开1.5寸。

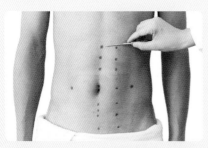

中脘穴：在上腹部，前正中线上，当脐中上4寸。脐与胸骨剑突连线中点。

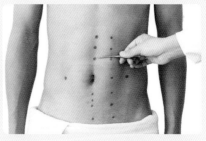

下脘穴：在上腹部，前正中线上，脐中上2寸（中脘与脐连线的中点上）。

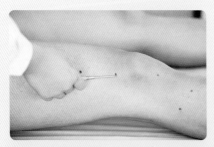

梁丘穴：大腿前侧，髌底上2寸，髂前上棘与髌底外侧端的连线上。

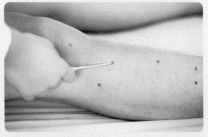

足三里穴：外膝眼下3寸，向外1寸处。可沿胫骨向上摸，至有突出的斜面骨头阻挡为止，旁边1寸就是此穴。

# 注意事项

　　心情舒畅、营养均衡、口味清淡、生活规律对胃脘痛的康复具有重要作用。胃脘痛症状有时与肝胆疾病、胰腺炎、心肌梗死等的表现相似，须注意鉴别，以免延误病情。急症要及时就医，对溃疡出血、胃穿孔等重症应及时采取综合治疗措施或转外科治疗。

肠炎腹痛的常见症状是突然发生腹痛、腹泻，兼见发热。

## 取穴

天枢穴、上巨虚穴、阴陵泉穴、曲池穴、内关穴。

## 操作方法

拔罐后留罐于上述各穴位处10分钟，每日1次。

## 取穴方法

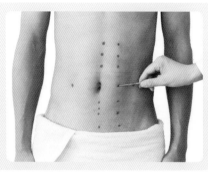

天枢穴：人体中腹部，肚脐两侧2寸处。

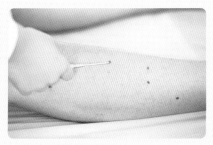

上巨虚穴：在小腿前外侧，犊鼻穴下6寸，距胫骨前缘1横指（中指）。

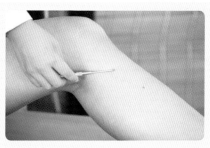

阴陵泉穴：拇指沿小腿内侧骨头的内缘向上推，直到遇到阻挡，骨头下凹陷处就是。

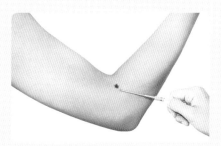

曲池穴：屈肘呈90度，在肘横纹外侧端和肱骨外上髁中点处。

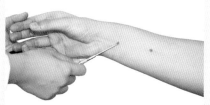

内关穴：掌横纹上2寸，两根肌腱中间。

## 注意事项

补充体液是急性肠炎治疗的第一要务。对于持续、频繁、大量腹泻而补液量不足或失败者，应该及时就医。此外，谨防病从口入。食物要煮熟或消毒到位，饭前一定要洗手。治疗期间少食煎炸、油腻、寒凉的食物，因为这些食物易损伤脾胃。

泄泻是指排便次数增多，粪便溏薄或完谷不化，甚至泻出如水样的症状。

## 取穴

天枢穴、大横穴、足三里穴、大肠俞穴。

## 操作方法

患者取仰卧位，双下肢伸直。选用中号或大号玻璃罐，用闪火法拔上述诸穴，留罐10~15分钟。第一天在一侧穴位拔罐，第二天在另一侧穴位拔罐，每日1次。

## 取穴方法

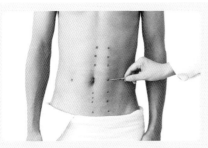

天枢穴：人体中腹部，肚脐两侧2寸处。

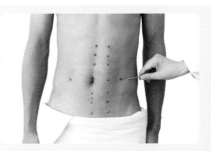

大横穴：腹中部，距脐中4寸。

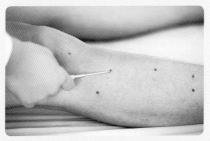

足三里穴：外膝眼下3寸，向外1寸处。可沿胫骨向上摸，至有突出的斜面骨头阻挡为止，旁边1寸就是此穴。

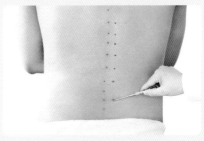

大肠俞穴：腰部，第四腰椎棘突下，旁开1.5寸。

## 注意事项

经常泄泻者需要特别注意饮食卫生，并了解自己身体是否对某些食物过敏或消化不了某些食物，以便忌食。不暴饮暴食，尽量选择清淡易消化食物，不宜吃甜、冷、肥腻的食物。

体内胰岛素相对不足或绝对不足，靶细胞对胰岛素敏感性降低，胰岛素本身存在结构上的缺陷，都可引起碳水化合物、脂肪和蛋白质的代谢紊乱，由此产生的一种慢性疾病就是糖尿病。

糖尿病的主要特点是高血糖和糖尿。临床上表现为多饮、多食、多尿和体重下降，即"三多一少"，可使一些组织或器官发生形态结构改变和功能障碍，并发酮症酸中毒、肢体坏疽、多发性神经炎、失明和肾功能衰竭等疾病。长期的高血糖，会导致各种组织，特别是眼、肾、心脏、血管、神经的慢性损害和功能障碍。

## 取穴

阴交穴至关元穴，大腿部的伏兔穴、梁丘穴。

## 操作方法

采用中号玻璃罐，用闪火法拔罐，将罐分别吸附于腹部阴交穴至关元穴，大腿部的伏兔穴、梁丘穴，以及腰部、上臂等肌肉脂肪丰厚的部位，留置20分钟。第一周每天1次，第二周隔日1次，1个月后改为每周2次。

## 取穴方法

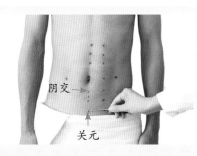
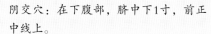

阴交穴：在下腹部，脐中下1寸，前正中线上。

关元穴：在下腹部，前正中线上，脐中下3寸。

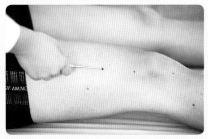
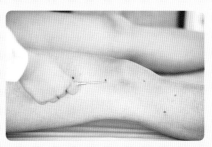

伏兔穴：在大腿前面，髂前上棘与髌骨外侧端的连线上，髌骨上缘上6寸。

梁丘穴：大腿前侧，髌底上2寸，髂前上棘与髌底外侧端的连线上。

## 注意事项

拔罐仅作为糖尿病的辅助物理疗法，因此必须配合药物治疗，病程长且病情较重的患者应慎用拔罐。

在拔罐治疗的同时，必须严格控制饮食，定时检测血糖。

拔罐器要严格消毒，拔罐时要随时看护，尽量避免皮肤出现水疱或烫伤，避免皮损引发皮肤感染。

拔罐治疗间隔时间要长，下一次相同穴位的拔罐治疗要等到皮肤完全恢复后才可进行。

注意预防糖尿病酮症酸中毒。如果患者出现恶心、呕吐、腹痛、呼吸困难、嗜睡，甚至昏迷，呼吸深、大而快，呼气中有酮味（烂苹果味）等现象时，应立即就医。

虫蛇咬伤是指有毒腺的动物包括蛇、蜜蜂、蝎子等咬伤人体，导致毒素扩散于皮肤之内的病症。临床主要表现为伤口局部肿胀、疼痛，伴有发热、烦躁、皮肤瘀斑、视力模糊、眼睑下垂、言语不清、吞咽困难，严重者甚至出现瘫痪、休克、呼吸和循环衰竭等全身中毒症状，并最终导致死亡。

## 取穴

咬伤部位、大椎穴、委中穴、太阳穴。

## 操作方法

嘱患者取适宜体位，将咬伤部位常规消毒，从肢体近端向远端（伤口）挤压，以促排毒；用三棱针点刺数下至出现点状出血，立即在所点刺部位拔罐，留罐20～30分钟至皮肤不再出血为度，尽量多拔出一些毒血。

将大椎穴、委中穴、太阳穴消毒，每个穴位用三棱针刺3～5次，用闪火法在所点刺的穴位拔罐，再留罐10～20分钟，拔出适量血液，起罐后擦净皮肤上的血迹。

用生理盐水或1∶5 000高锰酸钾溶液冲洗伤口。每日治疗1~2次，3次为1个疗程。

## 取穴方法

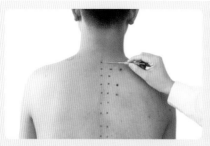

大椎穴：低头，在后脖颈最高一块骨头下凹陷处。

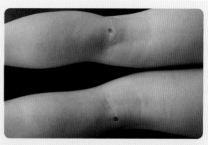

委中穴：腘横纹中点，在股二头肌腱与半腱肌肌腱的中间。

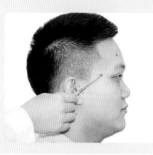

太阳穴：眉梢与目外眦连线中点向外1横指处。

## 注意事项

拔罐疗法用于本症，主要起吸排毒素的作用，故受伤后治疗越早越好，本疗法只起辅助治疗作用。

## 25 痤疮

痤疮是发生于青春期和成年期人体皮脂腺的慢性疾病，常发于颜面及胸背部，形成粉刺、丘疹、脓疱、结节、囊肿等，部分遗有瘢痕。

## 取穴

肺俞穴、胃俞穴、大椎穴。

## 操作方法

取肺俞穴、胃俞穴、大椎穴，局部常规消毒后，用三棱针迅速点刺出血，然后用闪火法在穴位处拔罐，留罐5~10分钟，每周2次，3周为1疗程。

## 取穴方法

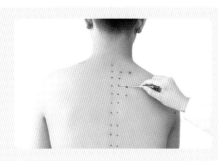

肺俞穴：背部，第三胸椎棘突下，旁开1.5寸。

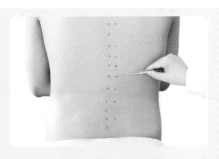 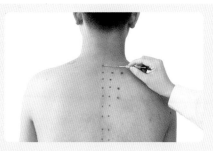

胃俞穴：背部，第十二胸椎棘突下，旁　　大椎穴：低头，后脖颈最高一块骨头下
开1.5寸。　　　　　　　　　　　　　　　凹陷处。

# 注意事项

注意勤洗脸，油性皮肤最好用去油的洗面奶。控制洗脸水温度，温水为佳，有利于毛孔开放，利于深入清理，过凉过热的水都会刺激皮肤。

痤疮部位皮肤比较敏感，需要温和的护肤品护理，尽量少化浓妆，以保湿的、温和无刺激的护肤品为佳。

饮食要清淡，多吃蔬菜和水果，以增加纤维素和维生素的摄入量，保持营养均衡。多喝水，但是要少喝或不喝饮料、酒，不吃烧烤、辛辣的食品。

**带状疱疹**

带状疱疹是由水痘-带状疱疹病毒引起的一种急性疱疹性皮肤病，以群集小水疱沿神经走向单侧分布，伴明显神经痛，多见于成人。

## 取穴

皮损部位。

## 操作方法

嘱患者采取坐位或者侧卧位，充分暴露皮损部位，局部进行严格消毒后，以一次性塑柄采血针点刺阿是穴（各簇水疱群之间皮肤）及皮损两端，然后选择大小适合的玻璃罐，迅速拔在针刺的部位。留罐5～10分钟，出血3～5毫升，取下罐后用无菌药棉擦净局部，再用碘伏对皮损处消毒以防感染。2天1次，避开上次放血点，10天1疗程，治疗1疗程即可。

# 注意事项

带状疱疹是自限性病毒感染所致，但医学上还是鼓励患者早发现、早确诊、早治疗。在治疗时，应该加强神经系统营养，如服用维生素$B_1$、维生素$B_{12}$等。采用物理治疗方法，如局部照射红外线、针灸治疗等均可收到良好疗效。

带状疱疹患者一般抵抗力低下，所以有些人希望通过服用营养品提升免疫力。可是，大部分患者在患病期间会因疼痛而感到轻度焦虑，睡眠质量差，消化能力不好，如果大量进补反而会引起消化不良。所以建议仍以营养均衡的三餐为主，不需要另行补充营养。

# 27 荨麻疹

荨麻疹是由于皮肤和黏膜上的小血管扩张、血管内组织液渗出而出现的一种局限性水肿反应，临床上以鲜红、苍白色或肤色的风团为主要皮损表现，而风团一般在瘙痒的基础上出现，瘙痒是最重要的自觉症状。本病起病较迅速，皮损通常能在2～24小时内消退，退后不留痕迹但易反复发作。荨麻疹是皮肤科常见的一类变态反应性疾病。若其发作次数不少于每周2次，且连续发作6周以上的称为慢性荨麻疹。

## 取穴

大椎穴、肺俞穴、肝俞穴、脾俞穴、曲池穴、合谷穴、血海穴、足三里穴。

## 操作方法

患者先取俯卧位，在大椎穴、肺俞穴、肝俞穴、脾俞穴的皮损处进行常规消毒后，用三棱针针刺，刺后快速以玻璃火罐拔在穴位处，留罐5～10分钟，出血2～3毫升，然后起罐并用消毒棉球擦净皮肤上的血迹。再让患者取坐位，在曲池穴、合谷穴、血海穴、足三里穴处的皮肤常规消毒后，先以三棱针针刺，刺后以适当大小的抽气罐快速吸拔在穴位处，留罐5～10分钟，出血1～2毫升，然后起罐并用消毒棉球擦净皮肤上的血迹。

## 取穴方法

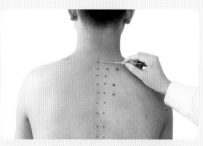

大椎穴：低头，在后脖颈最高一块骨头下凹陷处。

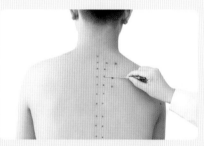

肺俞穴：背部，第三胸椎棘突下，旁开1.5寸。

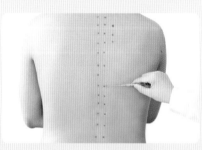

肝俞穴：背部，第九胸椎棘突下，旁开1.5寸。

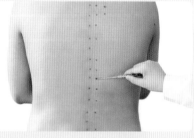

脾俞穴：背部，第十一胸椎棘突下，旁开1.5寸。

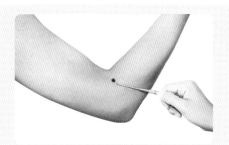

曲池穴：屈肘呈90度，在肘横纹外侧端和肱骨外上髁中点处。

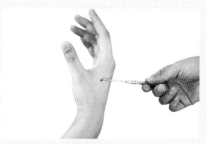

合谷穴：手背虎口处，于第一掌骨与第二掌骨间凹陷中。

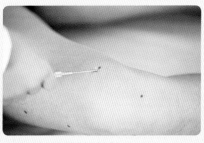

血海穴：屈膝，手掌5指向上握住膝盖，拇指与其他4指呈45度角，拇指指尖处就是。

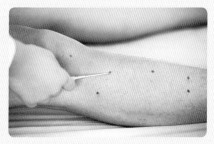

足三里穴：外膝眼下3寸，向外1寸处。可沿胫骨向上摸，至有突出的斜面骨头阻挡为止，旁边1寸就是此穴。

## 注意事项

因为荨麻疹多与过敏反应相关，所以患者一定要清楚自己的过敏原，避免接触过敏性物质，做好防护。在发病期间应忌食鱼、虾、蟹、酒类、咖啡、葱、蒜等辛辣刺激性食物，保持大便通畅。

湿疹是由多种内外因素引起的过敏性炎症性皮肤病，以皮疹形态多样、呈对称分布且伴有剧烈瘙痒、反复发作和易迁延成慢性病为特征。

## 取穴

皮损部位。

## 操作方法

在皮损部位常规消毒后，以右手的拇指、中指、无名指握住梅花针针柄，食指压住针柄，运用腕部的弹力弹跳式叩打，使局部皮损处隐隐出血，患者有疼痛感，然后在叩刺的皮肤上迅速拔火罐，留罐15分钟。起罐后用消毒棉球拭去血迹，24小时内伤口不要沾水。

## 注意事项

湿疹是由复杂的多种内外因素引起的一种具有多形性皮损和有渗

出倾向的皮肤炎症性反应。外因包括生活环境、日光、寒冷、湿热、干燥、搔抓，摩擦、接触丝织品、人造纤维，化妆品、香料、清洁剂、皮毛、植物、染料以及皮肤的细菌性感染等。内因主要是精神紧张、失眠、过度劳累、情绪激动、自主神经功能紊乱等。湿疹有时病程会比较长，内外两方面同时调节，配合治疗，即可逐渐好转。

## 29 丹毒

丹毒是一种急性皮肤感染性疾病。下肢丹毒称为流火，是溶血性链球菌侵入小腿皮肤或黏膜网状淋巴管所引起的淋巴管及淋巴管周围的急性炎症。亦可由血行感染所致。主要表现症状为发热、肿胀、疼痛。目前临床上主要是以抗生素治疗为主，虽然能控制病情，并使其趋于缓解，皮下组织肿胀的渗出液也能吸收一部分，但并不能完全治愈。此外，老年人丹毒发病率有上升趋势。老年人身体局部血液循环不利，更易造成渗出液长时间积聚，从而引起丹毒反复发作，造成溃疡和坏疽。

## 取穴

皮损部位。

## 操作方法

于患部用酒精棉球消毒后，持七星针在皮肤发红的部位叩刺约3分钟。放出少量血液后局部拔罐，并留罐5分钟，每日1次。

## 注意事项

丹毒好发于下肢和面部，蔓延迅速，很少有组织坏死，有反复发作的倾向。建议患者配合抗生素和中药联合治疗，复发后及时治疗，禁止搔抓。通过及时治疗，丹毒症状会逐步减轻，复发概率也会逐渐减小。

神经性皮炎是一种常见多发的慢性皮肤病。病变皮肤呈苔藓样，伴剧烈瘙痒，皮损肥厚，好发于颈部。

## 取穴

皮损部位。

## 操作方法

常规消毒皮损局部，用梅花针叩刺患部使之渗血，根据皮损的大小，选择不同型号的火罐，紧扣患处，留罐5~10分钟，出污血2~10毫升。隔日1次，3次1疗程。若未愈，则休息1周，再做1疗程。

## 注意事项

点刺拔罐和针刺的方法都可以疏风止痒。但是切忌搔抓，不断搔抓可使皮肤不断遭受机械性刺激而变厚，甚至引起感染。治疗期间注意局部皮肤不要接触化纤衣物、围巾或衣物标签等物品，这些物品可能引起瘙痒。不要盲目用药。皮炎易反复发作，患者要配合医生耐心治疗。

黄褐斑是一种多见于中青年女性面部的色素沉着性皮肤病。

## 取穴

督脉及足太阳膀胱经、肝俞穴、肾俞穴、脾俞穴、命门穴。

## 操作方法

采用走罐效果较好，选背部督脉（背部正中线）及足太阳膀胱经（背部正中线旁1.5寸和3寸处），走罐5~7遍，背部的肝俞穴、肾俞穴、脾俞穴、命门穴可留罐10~15分钟。每周2~3次。

## 取穴方法

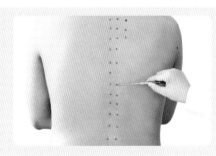

肝俞穴：背部，第九胸椎棘突下，旁开1.5寸。

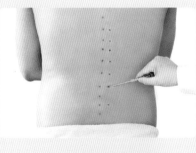

肾俞穴：腰部，第二腰椎棘突下，旁开1.5寸。取定穴位时，通常采用俯卧姿势。

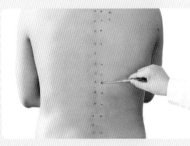

脾俞穴：背部，第十一胸椎棘突下，旁开1.5寸。

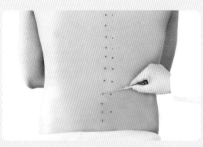

命门穴：腰部，后正中线上，第二腰椎棘突下凹陷中。

## 注意事项

　　避免日晒；停用避孕药或镇静类药物；不可滥用化妆品，尤其是劣质化妆品。面部皮炎应及时治疗，避免引起炎症性色素沉着；面部疾病不可使用激素类软膏，以免色素加深。注意多食用含维生素C、维生素A的食物，如番茄、柑橘、柠檬、柿子、胡萝卜、南瓜等水果、蔬菜。

# 32 / 睑腺炎

睑腺炎俗称麦粒肿，是指睑板腺或睫毛毛囊周围的皮脂腺受葡萄球菌感染所引起的一种眼睑腺体的急性、痛性、化脓性、结节性炎症。以局部红肿疼痛，出现硬结及黄色脓点为主要临床表现，是眼科最常见的眼病之一。

## 取穴

大椎穴、太阳穴。

## 操作方法

在大椎穴、太阳穴用无菌三棱针点刺出血再拔火罐，出血5～10毫升为度，留罐10分钟，每天1次，7次为1个疗程。

# 取穴方法

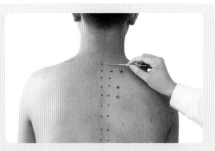

大椎穴：低头，在后脖颈最高一块骨头下四陷处。

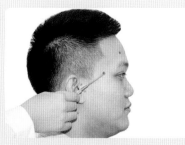

太阳穴：在眉梢与目外眦连线中点向外1横指处。

# 注意事项

患处涂抹抗生素眼药，如红霉素眼膏、左氧氟沙星眼膏等，可以在红肿明显时局部热敷。

# 33 | 扁桃体炎

扁桃体炎是咽部淋巴组织急性感染所导致的炎症，主要表现为咽喉疼痛或伴有发热症状。

## 取穴

大椎穴、足三里穴。

## 操作方法

患者取坐位，低头。大椎穴常规消毒后，用三棱针点刺，然后在大椎穴上下左右0.5寸处各刺1针，用闪火法拔罐，留罐10～15分钟，穴位出血1～2毫升为宜。足三里穴留罐10分钟左右。隔日1次，治疗3次后统计疗效。

# 取穴方法

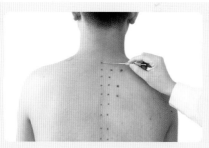

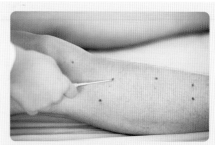

大椎穴：低头，在后脖颈最高一块骨头下凹陷处。

足三里穴：外膝眼下3寸，向外1寸处。可沿胫骨向上摸，至有突出的斜面骨头阻挡为止，旁边1寸就是此穴。

# 注意事项

平时要保持口腔健康，特别是扁桃体反复肿大的儿童。宜多吃青菜、水果，不宜多食油炸类食品。

# 34 / 单纯性肥胖

单纯性肥胖患者全身脂肪较均匀，没有内分泌紊乱现象，也无代谢障碍性疾病，家族往往有肥胖病史。

## 取穴

关门穴、太乙穴、滑肉门穴、天枢穴、外陵穴、大巨穴。

## 操作方法

用大号和中号玻璃火罐，以闪火法将罐吸拔于施术部位后迅速向下加压以达到刺激力度，然后迅速将火罐取下，再拔，再取。如此反复操作，直至皮肤潮红为度。拔罐后每个部位留罐10分钟，上述治疗均隔日1次。

# 取穴方法

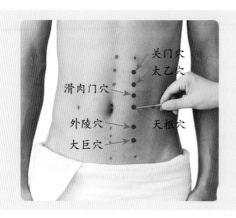

关门穴：正中线旁开2寸，脐上3寸。

太乙穴：正中线旁开2寸，脐上2寸。

滑肉门穴：正中线旁开2寸，脐上1寸。

天枢穴：人体中腹部，肚脐两侧2寸处。

外陵穴：正中线旁开2寸，脐下1寸。

大巨穴：正中线旁开2寸，脐下2寸。

# 注意事项

增加耐力性运动的运动量。可选择步行、慢跑、自行车、游泳、球类、体操、舞蹈等运动，运动不能剧烈，时间可以长一些，以消耗多余的能量。合理调节饮食营养，增加蔬菜的食用量，限制肉类、主食的食用量，每餐七八分饱即可。保持充足睡眠，不熬夜。

慢性疲劳综合征以不明原因的持续或反复发作至少半年的慢性疲劳（包括体力疲劳和脑力疲劳）为主要临床表现，同时伴有头痛、肌肉关节疼痛等其他躯体症状及认知功能损害和情绪障碍的一组综合征。

## 取穴

大椎穴、腰阳关穴、命门穴、至阳穴、肾俞穴、脾俞穴、肝俞穴、心俞穴、肺俞穴。

## 操作方法

采用走罐法。患者取俯卧位，暴露背部至臀部上缘，先在背腰部涂一层麻油，拔上罐以后，沿着督脉（后正中线）及膀胱经侧线（正中线旁开1.5寸及正中线旁开3寸处）以手推罐。之后分别在大椎穴、腰阳关穴、命门穴、至阳穴、肾俞穴、脾俞穴、肝俞穴、心俞穴、肺俞穴处用闪罐法操作10次左右，隔日1次。

# 取穴方法

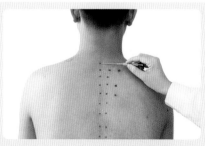

大椎穴：低头，在后脖颈最高一块骨头下凹陷处。

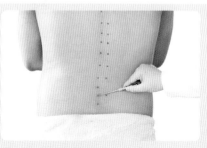

腰阳关穴：腰部，后正中线上，在第四腰椎棘突下凹陷中。

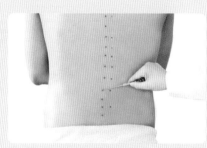

命门穴：腰部，后正中线上，在第二腰椎棘突下凹陷中。

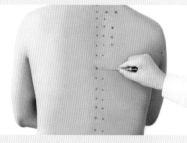

至阳穴：背部，第七胸椎棘突下。

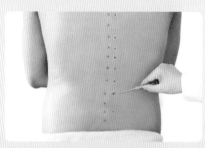

肾俞穴：腰部，第二腰椎棘突下，旁开1.5寸。取定穴位时，通常采用俯卧姿势。

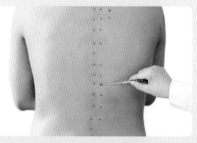

脾俞穴：背部，第十一胸椎棘突下，旁开1.5寸。

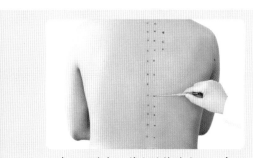

肝俞穴：背部，第九胸椎棘突下，旁开1.5寸。

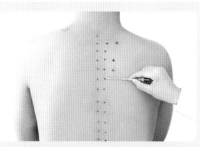

心俞穴：背部，第五胸椎棘突下，旁开1.5寸。

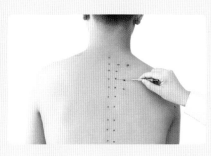

肺俞穴：背部，第三胸椎棘突下，旁开1.5寸。

## 注意事项

调整好生活与工作的关系，才能最有效地控制慢性疲劳综合征。适当增加休息、睡眠时间和运动时间，注意劳逸结合。保持良好的心态、稳定的情绪才能拥有健康。三餐多食用富含维生素的蔬菜、水果，能够提高免疫力，从而更好地对抗慢性疲劳综合征。

# *Chapter 3* 养生穴与养生罐法

本章主要介绍了养生穴位及养生拔罐方法，了解养生穴位和操作方法能够帮助大家更好地预防疾病，保持身体健康。

# 常用养生穴

## 1. 足三里穴

古人称之为长寿穴。刺激足三里穴不仅可以调节消化系统的功能，还可以治疗胃经循行所经过部位的病变，以及多种全身性疾病，如高血压、心脏病、胃肠病、糖尿病等。经常在足三里穴拔罐可起到保健作用。

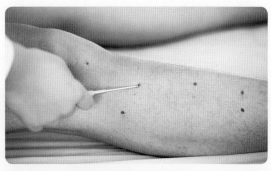

足三里穴：外膝眼下3寸，向外1寸处。可沿胫骨向上摸，至有突出的斜面骨头阻挡为止，旁边1寸就是此穴。

## 2. 涌泉穴

涌泉穴位于人体最下部足掌心处，体内湿毒之邪容易聚积于此，

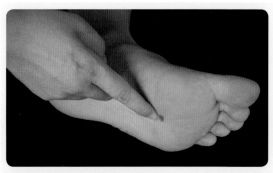

涌泉穴：脚掌前1/3处，人字沟上。

不易排出，日积月累，阻塞经气，或随经气传至体内其他部位，引发许多疾病。于涌泉穴拔罐可以排出体内的湿毒浊气，疏通足少阴肾经之经气。肾气旺盛，人体精力充沛，则齿固发黑，耳聪目明，不易衰老。

## 3. 三阴交穴

三阴交穴为肝、肾、脾三条阴经交会之穴。肝藏血，脾统血，肾藏精，精血同源。肾为先天之本，脾为后天之本，先天之精有赖于后天的滋养，后天之精有赖于先天的促动。经

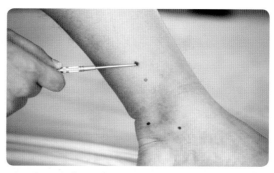

三阴交穴：在小腿内侧，足内踝尖上3寸。4指并拢，小指靠在内踝尖上，食指上缘平行线与胫骨后缘交点就是。

常于三阴交穴进行拔罐可调理肝、脾、肾三条阴经之气，使先天之精旺盛，后天之精充足，从而达到健康长寿的目的。

## 4. 背俞穴

背俞穴均匀分布在足太阳膀胱经第一侧线（后正中线旁1.5寸）上，在此条线上拔罐，可畅通五脏六腑之经气，调理五脏六腑生理功

能，促进全身气血运行，是保健拔罐疗法的常用穴位。医学发现在背俞穴上拔罐，可通过对脊神经根的刺激影响中枢神经，调节神经系统的功能活动，从而增强肌体的抗病能力。

## 5. 大椎穴

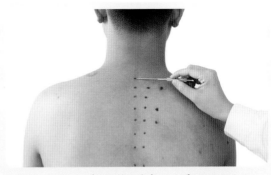

大椎穴属督脉，为手足三阳经与督脉的交会处。大椎穴位于人体背部最上面，故为阳中之阳穴，具有统领一身阳气，联络一身阴气的

大椎穴：低头，在后脖颈最高一块骨头下凹陷处。

作用。常拔此穴，有调节阴阳、疏通经络、行气活血、清热解毒、预防感冒、增强身体免疫力的功效。

## 6. 内关穴

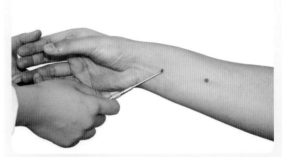

内关穴为手厥阴心包经的一个重要穴位，有宁心安神、理气和胃、疏经活络等作用。刺激此穴能够起到预防

内关穴：掌横纹上2寸，在两根肌腱中间。

和治疗心血管疾病的作用。又因手厥阴心包经联络上、中、下三焦，对肺和胃肠道疾病也有很好的疗效。

## 7. 合谷穴

合谷穴有疏经通络、镇痛开窍的作用。刺激此穴可以缓解面部疾病的症状，起到美容养颜、振奋阳气的作用。

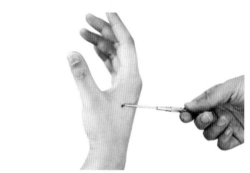

合谷穴：手背虎口处，于第一掌骨与第二掌骨间凹陷中。

## 8. 关元穴

在中医古籍中，有大量关于应用关元穴促进生殖、预防疾病的记述。关元穴的功效可以总结为培元固本、补益肝肾。无论是先天、后天的亏虚，还是生长、

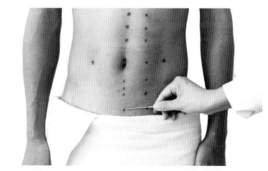

关元穴：在下腹部，前正中线上，脐中下3寸。

生殖的问题均可应用关元穴。

## 9. 脾俞穴

脾俞穴是治疗脾胃疾病的要穴，用于治疗因脾胃问题引起的腹胀、腹泻、食欲缺乏、呕吐、纳呆、水肿等疾病，是治疗脾胃病症、调理脾胃的重要养生穴位。

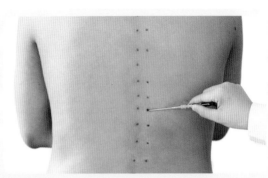

脾俞穴：背部，第十一胸椎棘突下，旁开1.5寸。

## 10. 胃俞穴

胃俞穴同样是治疗胃脘疾病的要穴，用于调理脾胃，特别是胃脘痛、呕吐、腹胀、肠鸣等消化系统疾病，是治疗脾胃病症、调理脾胃的重要养生穴位。

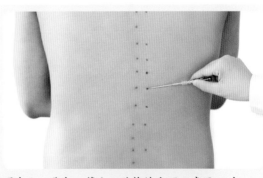

胃俞穴：背部，第十二胸椎棘突下，旁开1.5寸。

## 11. 气海穴

气海穴是传统保健穴位，刺激此穴可以强身健体、补气，并且有补肾益肝的作用，对生长发育、生殖有良性调节作用。

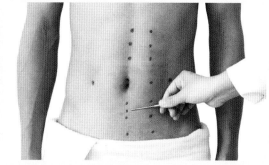

气海穴：在下腹部正中线上，当脐下1.5寸处。

## 12. 命门穴

命门穴，肾之门户，命之根本。命门穴与肾的关系密切，而肾在五脏六腑中主藏闭精气、生长发育和生殖，因此命门穴是培补先天的重要穴位。

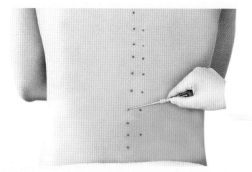

命门穴：腰部，后正中线上，第二腰椎棘突下凹陷中。

## 13. 环跳穴

环跳穴能通经活络、祛风散寒。不仅是治疗腰腿疾病的重要穴位，也是缓解下肢酸痛，保持下肢灵活的代表穴。

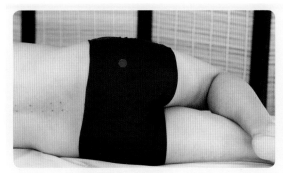

环跳穴：在臀外下部，股骨大转子最凸点与骶管裂孔连线的外1/3处。

## 14. 阳陵泉穴

阳陵泉穴是治疗筋病、骨病的要穴。古人云："筋急，阳陵泉主之。"又有"膝肿并麻木，冷痹及偏风，举足不能起，坐卧似衰翁，针入六分止，神功妙不同"的说法。阳陵泉穴

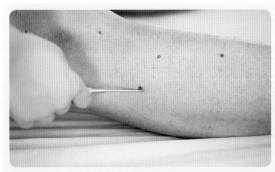

阳陵泉穴：小腿外侧，腓骨头前下方凹陷处。

是增强下肢运动功能，改善下肢末梢循环的重要穴位。

# 养生罐法

养生拔罐方法简单易学。这些养生罐法主要通过刺激部分养生穴位达到缓解疲劳、扶助正气、预防疾病的目的。

## 1. 扶助正气罐法

取穴：关元穴、涌泉穴、三阴交穴、足三里穴。

以上穴位组合能够起到振奋阳气、辅助正气的作用，经常在此拔罐可缓解疲劳，使人保持旺盛的精力，提高对气候环境和工作环境的适应性。

## 2. 强健脾胃罐法

取穴：中脘穴、足三里穴、脾俞穴、胃俞穴。

此罐法均选取益于脾胃的养生穴位，吸拔这些穴位可以起强健脾胃的作用。脾胃是后天之本，脾胃功能良好，才能更好地吸收食物营养，气血得到生化，脏腑四肢得到濡养，对脾胃虚弱者有保健效果。

## 3. 疏通经络罐法

取穴：大椎穴、背俞穴、环跳穴、阳陵泉穴。

①背部广泛涂擦刮痧油，用中号或大号罐吸拔于大椎穴处，随后在背俞穴上下走罐。

②在任督二脉上，以适当的吸拔力度将罐一一排开吸拔。

③下肢走罐。在下肢外侧中线上涂擦刮痧油，以中号或小号罐，从环跳穴走罐至膝关节外侧，再从阳陵泉穴走至外踝前方。

现代人经常有颈椎病、肩背筋膜炎、腰椎间盘突出症、腰骶部疼痛等问题，疏通经络罐法对颈椎、腰背部筋膜有很好的调节功效，同时此罐法能强健脏腑，起到防病治病的作用。

## 4. 益肾固精罐法

取穴：关元穴、气海穴、命门穴、肾俞穴。

此罐法可以培补元气、益肾固精，达到强身健体、延年益寿的效果，特别是对中年人或有更年期困扰的女性，都有很好的作用。